AF312197

ESSAI

DE

TOXICOLOGIE.

ESSAI

DE

TOXICOLOGIE,

CONSIDÉRÉE D'UNE MANIÈRE GÉNÉRALE

DANS SES RAPPORTS AVEC LA PHYSIOLOGIE HYGIÉNIQUE
ET PATHOLOGIQUE,

ET SPÉCIALEMENT AVEC LA JURISPRUDENCE MÉDICALE ;

Par Tite HARMAND DE MONTGARNY,

DOCTEUR EN MÉDECINE DE LA FACULTÉ DE PARIS, etc.

Unicum signum certum dati veneni est notitia botanica
inventi veneni vegetabilis (NOTITIA ZOOLOGICA INVENTI
VENENI ANIMALIS), et analysis chemica inventi mineralis.
PLENK, Elem. med. et chir. for., p. 36.

A PARIS,

CHEZ MÉQUIGNON-MARVIS, LIBRAIRE,
RUE DE L'ÉCOLE DE MÉDECINE, N. 9.

DE L'IMPRIMERIE DE DIDOT JEUNE.

1818.

A MON PÈRE,

J. P. HARMAND DE MONTGARNY,

DOCTEUR EN MÉDECINE DE L'UNIVERSITÉ DE MONTPELLIER,

ANCIEN MÉDECIN DES ARMÉES,

MEMBRE DE PLUSIEURS ACADÉMIES NATIONALES ET ÉTRANGÈRES, etc.

HOMMAGE

DE RECONNAISSANCE ET D'AMOUR FILIAL.

A MONSIEUR

LE BARON DES GENETTES,

DOCTEUR ET PROFESSEUR EN MÉDECINE,

MÉDECIN EN CHEF DES ARMÉES, ET DE L'HÔPITAL MILITAIRE
D'INSTRUCTION DE LA PREMIÈRE DIVISION MILITAIRE,

COMMANDEUR DE L'ORDRE DE LA LÉGION D'HONNEUR, etc.

MON PREMIER GUIDE AUX ARMÉES.

T. HARMAND DE MONTGARNY.

AVANT-PROPOS.

Dans cette dissertation je me propose
de traiter des poisons. Je les envisagerai
sous le rapport de la physiologie hygiénique et pathologique ; mais spécialement sous le rapport de la jurisprudence
médicale ; 1.º parce que la plupart des
auteurs, même les plus classiques, ne me
semblent pas avoir traité ce sujet d'une
manière assez complète et assez claire,
surtout lorsqu'ils veulent faire distinguer l'empoisonnement aigu de certains autres états morbides ; 2.º parce
que, nourri des préceptes de M. le professeur *Chaussier*, et fort de ses con-
seils, j'ai espéré pouvoir jeter quelque
jour sur cet objet important et délicat ;
3.º parce que mes fonctions à l'hôpital
militaire d'instruction de Paris m'ont
mis à même de me livrer d'une manière

viij

spéciale à l'étude de la chimie, et qu'enfin j'ai cru pouvoir traiter cette matière avec quelque avantage, et relever même quelques erreurs.

Je termine cette dissertation par quelques observations tendant à fixer l'attention des chimistes sur un nouveau réactif propre à faire reconnaître le tartrate de potasse et d'antimoine dissous.

ESSAI

DE TOXICOLOGIE.

CHAPITRE PREMIER.

*Définition des poisons ou toxiques — Toxi-
cologie. — Empoisonnement.*

L'EXPÉRIENCE, simple effet du hasard, ou di-
rigée par le raisonnement, a appris à l'homme
que, parmi les corps nombreux dont il est environné, les uns sont susceptibles de servir à
l'entretien de son existence; que d'autres, au
contraire, sont nuisibles à sa santé. L'étude des
premiers, que l'on a appelés *alimens*, fait l'objet de la *diététique*. Les seconds ont reçu le
nom de *poisons* ou *toxiques*, et la science qui
s'occupe de leur étude, celui de *toxicologie*.
Administrés à l'homme malade, en temps op-
portun, à des doses et sous des formes appropriées, certains alimens et certains poisons déterminent dans l'organisme des changemens
salutaires : ces alimens et ces poisons prennent alors le nom de *médicamens*.

Alimentation, empoisonnement (*toxicatio*), médication, tels sont les trois termes consacrés à exprimer les trois modes différens dont les corps naturels agissent sur l'économie.

Plusieurs auteurs anciens ont appelé du nom de *poison* toute cause de maladies, quelle que fût cette cause.

D'autres, jugeant que l'on doit restreindre l'idée qu'il convient d'attacher au mot *poison*, ont proposé de ne donner ce nom qu'à tout agent susceptible, par son introduction dans l'estomac, d'occasioner une mort plus ou moins prompte et violente.

Enfin, dans ces derniers temps on a ainsi défini les poisons : « On donne le nom de *poi-* « *son* à toute substance qui, prise intérieure- « ment à *très-petite dose*, ou appliquée de « *quelque manière que ce soit* sur un corps « vivant, détruit la santé ou anéantit la vie. » Cette définition, qui semble d'abord d'une exactitude, d'une précision plus grande que toutes les autres, est cependant, ainsi que toutes les définitions *descriptives*, susceptible de quelques objections. En effet, qu'il me suf- fise de faire observer 1.º que plusieurs agens, dont les terribles effets ne permettent point de nier l'existence, échappent à tous nos moyens de recherches : or, comment déterminer la dose à laquelle ils sont nuisibles ; certains aromes, les miasmes putrides surtout, nous en fournissent des exemples irrécusables. 2.º Une aiguille, une épée, etc., appliquées *d'une certaine manière* sur le corps vivant, détruisent la santé, anéantissent la vie : ces agens pourront donc être considérés comme des poisons, et les lésions mécaniques qu'ils produisent, comme des empoisonnemens.

Les substances vénéneuses pour l'homme ne le sont pas de même pour toutes les espèces d'animaux, et *vice versâ : multis animalibus quædam corpora sunt venena quæ homini non sunt, et quædam corpora esse homini venena quæ animalibus sunt salubria.* (PLENK. *Elem. med. et chirur. forens.*, p. 36.)

Des faits très-nombreux démontrent la vérité de cette proposition ; je me contenterai d'en citer quelques-uns.

Ut ut venenatus est succus recens expressus iatrope manihot, *vel cassavæ amaræ, quotidiè tamen, teste cel.* BROWNE, *radix ejus recens à suibus effoditur, et impunè devoratur, nec nocere gallinis* HERBERTUS *auctor est.* (MURRAY, *opus med.*)

L'arsenic est seulement un hypercathartique pour les loups. L'aloës, au contraire, fait périr les renards, et même les chiens, à faible dose. (BERTRAND.)

La noix vomique, dont une petite quantité suffit pour tuer si promptement les chiens, et en général la plupart des quadrupèdes, ne devient poison pour l'homme qu'à des doses beaucoup plus fortes.

CHAPITRE II.

ART. I. *Différences que présentent les corps vénéneux.*

Les corps vénéneux (pour l'homme) présentent des différences par rapport :

a. *A leur nature.* Ils sont tirés du règne inorganique ou organique. Les poisons inorganiques sont le produit de la nature (l'oxyde d'arsenic, etc.), ou de l'art (le nitrate d'argent). Les poisons organiques sont végétaux ou animaux : ce sont des végétaux ou des animaux vénéneux dans toutes leurs parties (le laurier-rose, les cantharides); ou quelques-uns de leurs produits (l'opium, l'ergot des graminées, le venin des serpens, le virus rabique, etc.).

b. *A leur cohésion.* Ils sont solides, liquides ou gazeux ; susceptibles d'exister d'une *ma-*

nière permanente sous ces trois états, ou n'en admettant que deux, quelquefois même qu'un seul. Plusieurs sont d'une ténuité telle, qu'ils échappent à tous nos moyens de recherches, et ne nous sont appréciables que par leurs effets (les miasmes putrides, certains aromes, etc.) (1).

(1) Un chien qui était sujet à un tremblement convulsif dans les extrémités lorsqu'il avait couru à la chasse, avait coutume, dirigé par son seul instinct, d'aller se coucher sous un if planté dans les jardins du château de Montgarny. A peine était-il arrivé sous cet arbre, qu'il était délivré de son mal comme par enchantement ; et il tombait dans une sorte d'assoupissement qui durait plusieurs heures.

Une fille de vingt-six ans, d'une forte constitution, s'endort un soir sous ce même if, et y passe toute la nuit. Le lendemain à son réveil, son corps était couvert d'une éruption miliaire très-abondante ; et pendant les deux jours qui suivirent elle demeura dans une sorte d'ivresse (a).

Des phénomènes naturels analogues, exagérés par l'imagination de l'homme, toujours avide du merveilleux, auront fait dire à quelques auteurs anciens que certains arbres étaient, par leurs émanations, promp-

(a) Ces deux faits, cités par M. *Loiseleur Deslongchamps*, à l'article *If* (Dict. des scienc. méd.), sont consignés, ainsi que plusieurs autres non moins intéressans, dans un mémoire portant ce titre : (*Observations sur l'if*, par J. P. *Harmand de Montgarny*, D. M. M. Journ. gén. médec.)

Roux et le baron d'*Holbac* ont observé qu'il s'élève d'une fourmilière une odeur forte et désagréable ; que cette odeur tue une grenouille vivante que l'on y expose, et produit sur la peau humaine un effet vésicant.

c. *Aux voies par lesquelles ils pénètrent.* Leur pénétration dans le corps vivant a lieu, 1.° sans lésion ; 2.° ou avec lésion de la partie avec laquelle ils sont en contact. 1.° On les distingue alors en cutanés, gastriques, vaginaux, etc. ; 2.° la lésion par laquelle ils pénètrent peut être simultanée, ou peut préexister à l'inoculation du virus. Premier cas, la morsure des animaux venimeux, les blessures par armes empoisonnées, etc. ; second cas, l'application de la pâte arsénicale sur des surfaces ulcérées, l'injection d'un liquide vénéneux dans les veines, etc. On lit dans les Ephémérides des curieux de la nature qu'un homme a été en proie aux accidens les plus violens pour avoir aspiré dans ses narines un solutum d'oxyde d'arsenic, au lieu d'un infusum de mélilot.

tement mortels pour quiconque s'arrêtait afin de goûter les bienfaits de la fraîcheur de leur ombrage. Je remarquerai que ces arbres ont été placés par les auteurs dans des pays très-chauds, où, comme on le sait, les qualités sapides et odorantes des végétaux sont beaucoup plus marquées que dans nos climats tempérés.

(15)

On a prétendu que l'on avait empoisonné les sources de la vie et rendu ainsi funeste aux hommes l'attrait qui les porte à se reproduire. (*Mahon.*)

Un paysan fit périr trois femmes l'une après l'autre : les deux premières en leur introduisant un poison arsénical dans le vagin durant leur sommeil ; la troisième, par laquelle le crime fut découvert, avait elle-même aidé à préparer le poison pour la seconde, et mourut de la même manière. (*Act. soc. reg. med. Havn.*)

Fortunatus Fidelis assure que l'on a pu prendre le poison par le souffle, la poudre à poudrer, etc. *Zacchias* a prétendu que le pape Clément VII est mort empoisonné par la fumée d'un flambeau dont la mèche recélait un poison.

Puellam nutritam fuisse napello sunt arbitrati Avicenna et Rufus, cujus concubitu homines veneno inficiebantur, animaliaque ejus salivam degustantia interficiebantur...... Aristoteles enim Alexandrum regem hortatus est, ut ab hujus puellæ concubitu abstineret, licèt omni puellaris veneris decore ac venustate prædita esset, quam rex Indorum, ut illius contagione inficeretur, Alexandro dono miserat. (ZACUTUS LUSITANUS.)

Dégagée de l'exagération qui la rend peu vraisemblable, cette observation ne pourrait-elle pas autoriser à croire qu'à l'époque où Alexandre fit la conquête de l'Asie, sinon la siphilis, au moins une maladie très-analogue, était déjà, chez les Asiatiques, la suite des plaisirs dangereux de l'amour?

d. *A la dose à laquelle ils sont nuisibles.* Il en est dont quelques grains suffisent pour occasionner une mort prompte et violente (l'oxyde d'arsenic, le sublimé corrosif, etc.); d'autres ne sont sensiblement nuisibles qu'à la dose d'un gros ou plus (les oxydes cuivreux, le nitrate de potasse, etc.).

e. *A l'énergie avec laquelle ils agissent.* Les uns sont mortels sur-le-champ (le venin de certains serpens d'Amérique, le gaz hydrogène sulfuré, etc.). D'autres déterminent des symptômes plus ou moins graves, et souvent suivis de la mort (l'oxyde d'arsenic, etc.). Enfin plusieurs altèrent la santé, mais sans mettre la vie en danger. *Mead* parle d'une substance minérale d'une activité surprenante, et qui, par quelques-unes de ses propriétés chimiques, semblerait très-analogue à l'acide hydro-phtorique (fluorique).

Ne doit-on pas considérer d'un œil de pitié

la bonhomie de certains écrivains crédules (*Cardan, Scaliger,* etc.), qui dissertaient gravement sur la faculté qu'avaient, disaient-ils, quelques scélérats de faire, à leur gré, périr leurs victimes à des époques déterminées, au moyen de substances nommées pour cette raison *venena temporanea ?*

J'en dirai autant de ces prétendus philtres inventés par les passions, et auxquels on donnait les noms de *pocula amoris, odii, furoris, sterilitatis,* etc., etc.

f. *A leur administration,* soit que l'on ait égard à l'intention ou à la forme. Quant à l'intention, leur administration est volontaire ou involontaire, etc.

Quant à la forme, ils peuvent être administrés sous forme, 1.° de boissons ; 2.° d'alimens; 3.° de médicamens; 4.° de lavemens. On lit dans Suétone que quelques historiens ont attribué la mort de Claude à l'administration d'un lavement empoisonné.

« L'épouse d'un receveur des droits réunis,
« attaquée d'une légère incommodité, tombe
« rapidement dans l'état le plus grave et meurt.
« Les perquisitions judiciaires découvrent que
« la domestique de cette dame avait fait bouil-
« lir une demi-once d'arsenic dans les liquides

« qu'on lui administrait en lavement. » (*Fo-déré.*)

5.° Sous forme de topiques. Une dame portait depuis long-temps, à la partie supérieure de la cuisse, une tumeur assez volumineuse et indolente. Lassée de l'inutilité des nombreux moyens qu'elle avait employés pour la faire disparaître, elle envoie sa domestique consulter un charlatan : celui-ci lui remet un emplâtre saupoudré de sublimé corrosif (deuto-chlorure de mercure). Cet emplâtre produit une plaie énorme sur la partie ; une seconde application est suivie de la mort, après avoir occasionné les symptômes les plus affreux. (*Degner.*)

Baccius rapporte qu'un de ses amis fut aussi victime d'une semblable application en voulant arrêter les progrès d'un bubon énorme qu'il portait à l'aine.

Liquor arsenicalis capitibus infantum duorum tineâ laborantium, in exiguâ quantitate inunctus, aliquot horarum spatio mortem accersebat. (PLENK.)

Une fille de douze ans, affectée de phthiriasis, mêle à du beurre de l'arsenic qu'un pharmacien lui donne en place de coque du Levant, et s'en frotte la tête : il se manifeste

(1)

presque sur-le-champ un gonflement énorme,
de l'inappétence, de la fièvre, des syncopes,
du délire, de l'insomnie, et la mort arrive le
sixième jour. (*Wepfer.*)

On ampute le sein à une fille de dix-huit ans
qui portait à cette partie un squirrhe considérable. La plaie marche rapidement vers la
guérison, et la cicatrice était achevée depuis
plusieurs jours, quand une ulcération, accompagnée de légères douleurs lancinantes, se manifeste tout à-coup au centre. On applique la pâte
arsénicale sur une surface ayant un pouce à
peu près de diamètre. Dès le lendemain la
malade se plaint de violentes coliques; elle
éprouve quelques vomissemens, et sa physionomie s'altère. Deux jours après, elle périt au
milieu des convulsions et des plus vives an-
goisses. (*Ph. Roux.*)

Ces exemples, que j'aurais pu multiplier encore, suffisent, ce me semble, pour faire apprécier l'assurance téméraire avec laquelle certains médecins introduisent dans l'estomac ces
substances corrosives dont l'application externe
occasionne souvent des effets si terribles.

Au rapport de *Diemerbroëkius* et de *Logdes*,
la mort a été causée par des amulettes d'arsenic. *Craton* dit avoir vu un ulcère du thorax

qui reconnaissait la même cause. Parisatis, mère d'Artaxerxe Mnémon, empoisonna Statyra, sa belle-fille, en partageant avec un couteau enduit de poison sur l'un de ses côtés un oiseau fort rare dont elle mangea de suite la portion que le toxique n'avait point touchée! (*Rollin*, Hist. anc.)

g. *A leur mode d'action.* Quiconque, s'en tenant rigoureusement à ce que peuvent lui démontrer ses sens, observera attentivement et sans prévention les phénomènes qui suivent l'application des substances vénéneuses sur le corps vivant, verra que tantôt leur effet *immédiat* est de troubler l'exercice de l'une des fonctions *vitales* sans porter atteinte à l'organisation, au moins en apparence; que dans d'autres cas, au contraire, leur effet *primitif* est de déterminer dans un ou plusieurs de nos organes une altération sensible, dont le trouble des fonctions n'est alors que la conséquence.

I. 1. Ainsi certains poisons agissent sur les nerfs, troublent *l'innervation* : tantôt ils suspendent l'influence nerveuse dans toute l'économie; une mort instantanée est alors l'effet nécessaire de cette action (le gaz hydrogène sulfuré) : tantôt bornant leur action sédative à certains organes, ils produisent des paralysies diverses. *ex*. Les émanations saturnines déterminent presque toujours la paralysie des membres thoraciques. D'autres fois les toxiques pervertissent l'action nerveuse, et il en résulte des phénomènes variables suivant la partie qui se trouve affectée. Ainsi l'on observe l'altération des facultés intellectuelles (la jusquiame), des tremblemens, des mouvemens convulsifs de tout le corps. Ce dernier mode d'action appartient plus particulièrement aux émanations métalliques, et surtout aux mercurielles. Ou bien les spasmes, souvent cloniques, sont bornés à l'un des côtés du corps, aux membres pelviens, etc. (la noix vomique, et en général tous les strychnos, etc.)

2. D'autres substances agissent sur les organes de la circulation, sur le cœur en particulier, dont ils accélèrent, ralentissent, ou même suspendent tout-à-fait les mouvemens (l'opium; la digitale; le sublimé, l'oxyde d'arsenic quelquefois). Dans le premier cas, on observe en général la plupart des symptômes qui dénotent la compression du cerveau.

3. Les effets des poisons; portant immédiatement atteinte à la respiration, consistent dans la suspension de cette fonction, c'est-à-

dire l'asphyxie. Elle est produite par l'inspiration de gaz non susceptibles d'agir sur les nerfs ou de déterminer la phlegmasie du tissu pulmonaire (les gaz azote et hydrogène parfaitement purs, etc.).

II. Lorsque les substances vénéneuses déterminent une altération sensible dans nos organes, les unes exercent une action mécanique (le verre pilé, etc.). Dans ce cas, leur effet immédiat n'est jamais que de produire des piqûres, des solutions de continuité. Mais peut-on raisonnablement considérer ces substances comme des poisons? En effet, en donnant à ce mot une signification aussi étendue, ne s'exposerait-on pas à voir figurer parmi les toxiques d'autres agens mécaniques, les aiguilles, les épées, etc.? Ne serait-il point possible de restreindre l'acception du mot *poison*, en en donnant la définition suivante : « *Sera considéré comme poison tout corps nuisible à la santé de l'homme, mais dont l'action n'est pas mécanique?*

D'autres substances jouissant d'une action chimique plus ou moins énergique, décomposent le tissu sur lequel l'application a lieu. Le plus souvent aussi le toxique est lui-même décomposé (le sublimé corrosif). Dans tous

les cas, obéissant à la loi immuable des affinités, les élémens constituant l'organe vivant
se séparent, se combinent différemment, et
s'unissent au toxique indécomposé (la potasse
caustique), ou à quelques-uns seulement de
ses élémens (l'acide nitrique) (1). Ces sortes
de poisons méritent exclusivement les noms
de *corrosifs*, *caustiques*, etc.

Au premier abord on serait tenté de croire
que l'action chimique exercée sur nos tissus
par les poisons corrosifs est la même sur le
cadavre que sur le vivant; quelques auteurs
l'ont même avancé. Cependant il n'en est pas
toujours ainsi : en effet, l'action de l'acide nitrique (azotique), par exemple, est bien plus
énergique à la température de $+ 52°$ chaleur
habituelle du corps vivant qu'à celle de o,
ou o $+ 5$, température ordinaire du cadavre.

D'autres fois, jouissant d'une énergie moindre, soit en raison de leur nature (les oxydes

(1) Si la partie est peu essentielle à la vie, que le
désordre soit peu étendu, un mouvement inflammatoire se développe, et la nature tend à se débarrasser
de ce nouveau corps étranger. La désorganisation ar-
rive-t-elle au contraire dans un viscère très-sensible,
très-important, exerçant une grande influence sur le
reste de l'économie (l'estomac), la mort est bientôt
la suite inévitable de cette altération.

cuivreux), soit en raison d'une dose moindre ou d'un contact de courte durée (les substances corrosives), les poisons irritent les organes sur lesquels ils agissent : *ubi stimulus, ibi fluxus.* Ici, comme dans toute autre circonstance, l'ulcération peut être la terminaison de l'inflammation : mais il est évident que l'on ne doit pas confondre cette solution de continuité, cette perte de substance avec la corrosion proprement dite : dans un cas, en effet, l'inflammation est primitive ; elle est consécutive, au contraire, dans la corrosion.

On donne à toutes les substances susceptibles de ce mode d'action le nom de *poisons âcres, irritans, phlegmasiques,* etc.

La phlegmasie se développe ordinairement dans le lieu même de l'application du poison ; d'autres fois par une sorte d'élection, d'action spécifique, c'est un organe plus ou moins éloigné qui en est le siége. Les cantharides nous en fournissent des exemples frappans : appliqués sur la peau, administrés à l'intérieur, ces insectes portent toujours leur influence sur les organes génito-urinaires. D'après les expériences de M. Magendie, il paraîtrait que les poumons sont affectés d'une manière spéciale par le tartrate de potasse et d'antimoine.

Des faits nombreux prouvent que l'arsenic, le sublimé corrosif et d'autres substances irritantes ou caustiques appliquées sur le derme produisent fréquemment la phlegmasie, la perforation de l'estomac, etc. (1)

Par des expériences récentes faites sur divers animaux, et dont il a daigné me communiquer les résultats encore inédits, M. Orfila a observé que le sublimé corrosif et l'acide arsénieux déterminent, dans certains cas, la phleg-

(1) Plusieurs personnes attribuent ces phlegmasies à l'absorption de la substance vénéneuse et à son transport dans l'organe affecté ; d'autres pensent au contraire qu'elles se développent, par l'intermède des nerfs, de la même manière que l'ingestion d'une boisson à la glace, le corps étant en sueur, occasionne sur-le-champ une pleurésie plus ou moins violente ; de la même manière encore qu'une inflammation gastro-hépatique succède instantanément à un coup de bâton appliqué avec force sur le derrière de la tête, etc., etc. Si la dernière opinion, quoique conforme aux idées d'un très-grand nombre de physiologistes de nos jours, ne semble pas d'abord la plus satisfaisante, d'un autre côté nous sommes forcés d'avouer que l'on peut élever de très-fortes objections contre l'absorption, dont l'unique preuve rigoureuse serait la présence du poison dans l'organe enflammé ; mais je ne puis entrer ici dans tous les détails auxquels me conduirait nécessairement l'examen plus approfondi de cette question.

masie du cœur. Je ne doute nullement que l'opium et surtout la morphine ne produisent le même effet : c'est ce que je me propose de constater plus tard.

Il arrive quelquefois qu'après avoir troublé primitivement l'exercice de l'une des fonctions *vitales*, certaines substances vénéneuses déterminent la phlgemasie de l'organe avec lequel elles restent en contact. Toute substance qui agit ainsi est désignée par les auteurs sous le nom de *narcotico-âcre*. Parmi celles qui agissent sur les nerfs, on compte les champignons, l'hydro-sulfate de potasse, etc.; parmi celles qui agissent sur les organes de la circulation, l'opium, la digitale, etc. Tous les gaz permanens ou non peuvent déterminer la phlegmasie du canal aérien, et surtout du tissu pulmonaire, toutes les fois qu'ils ne produisent pas l'asphyxie, ou qu'ils n'affectent pas les nerfs au point de causer une mort prompte (le chlore, l'ac. hydro-chlorique, etc.)

Ainsi, pour résumer en peu de mots ce que j'ai dit sur l'action des poisons, on voit que tantôt ils *déterminent une altération sensible dans le tissu de nos organes, et que d'autres fois ils n'en déterminent pas; que l'altération de tissu qu'ils produisent est mécanique, chi-*

mique, ou vitale ; que, lorsqu'ils n'occasionnent pas d'altération locale perceptible aux sens, ils activent, suspendent, ou pervertissent l'exercice de l'une des fonctions essentielles à la vie; qu'enfin ces deux modes différens d'actions peuvent être successivement ou simultanément produits par la même substance toxique ( ).

Une dame affectée de *pyrosis* depuis douze ans environ, faisait un usage habituel des eaux de Barège. Par une erreur inconcevable, on lui présente un solutum concentré de sulfure de potasse préparé pour le bain. A peine en a t-elle avalé quelques gorgées, qu'elle tombe évanouie, agitée de mouvemens convulsifs, et rejette par la bouche une écume jaunâtre. M. le docteur *Cayol*, mandé sur-le-champ, se rend en toute hâte chez la malade, mais elle n'était déjà plus; en effet, elle avait expiré en moins d'un quart d'heure.

A l'ouverture du cadavre, on trouva la membrane muqueuse de la bouche, du pharynx et de l'œsophage, blanchâtre, décolorée, mais d'ailleurs sans altération de son tissu. L'esto-

(1) En d'autres termes, les poisons affectent nos organes dans leur tissu ou dans leurs fonctions, leur vitalité, etc.

mac, contracté sur lui-même, était tapissé intérieurement par une couche de matière jaune, que l'on reconnut être du soufre. Après avoir ratissé cet enduit, qui était très-adhérent, on remarquait une rougeur assez vive de la membrane muqueuse, dont le système capillaire était très-injecté dans quelques points. Le duodénum, dépourvu de la couche jaunâtre rencontrée dans l'estomac, était rouge et enflammé (1) : cette rougeur et cette inflammation, d'autant plus vive qu'on l'observait plus loin de l'estomac, s'étendait à tout le quart supérieur de l'intestin grêle. Les bronches ont présenté dans toute leur étendue une couleur blanche semblable à celle de la membrane buccale et pharyngienne. Le tissu des poumons était mollasse, non crépitant, et gorgé d'un sang noir, livide, extrêmement fluide. Les autres organes n'ont rien présenté de particulier.

Une mort aussi prompte ne peut évidemment être attribuée à l'altération locale observée dans le canal alimentaire, mais bien à une action particulière exercée sur les nerfs par l'hydrogène sulfuré : aussi M. le docteur

(1) Cet intestin contenait cependant du soufre, mais qui était mêlé avec les matières alimentaires, et n'adhérait pas à la membrane muqueuse.

Cayol, de qui je tiens cette observation, pense-
t-il que, si la mort a été aussi instantanée,
cela provient de ce qu'une certaine quantité de
sulfure de potasse, décomposé par les acides
que contenait toujours en abondance l'estomac
de cette dame, a donné lieu à un dégagement
considérable de gaz hydrogène sulfuré. Ce qui
rend assez probable cette opinion, c'est 1.º la
couche de soufre trouvée seulement dans l'estomac; 2.º l'inflammation observée particulièrement dans la portion supérieure de l'intestin
grêle; inflammation qui d'ailleurs pouvait bien
exister déjà avant l'empoisonnement, ou même
encore ne s'être développée que quelques instans après la mort.

Quoique j'aie indiqué l'opium comme l'un
des modificateurs immédiats des organes de la
circulation, je ne prétends cependant pas nier
que, dans certains cas, il puisse exercer une
action directe sur les nerfs, et sur l'encéphale
en particulier; l'analogie reconnue exister entre toutes les substances douées d'une odeur
vireuse plus ou moins forte suffirait seule pour
rendre probable cette action : mais quelque
ingénieux, quelque subtils que puissent être
les raisonnemens de certain auteur, ils ne me
persuaderont jamais que la fréquence, la plé-

nitude, l'élévation du pouls, la rougeur, et le gonflement de la figure, des yeux, et en général de toutes les parties, l'augmentation de la chaleur de la peau, des sueurs abondantes, des hémorrhagies par les surfaces muqueuses, des épanchemens sanguins dans les ventricules du cerveau, etc., etc.; jamais, dis je, ces raisonnemens ne pourront me persuader que tous ces symptômes sont des signes de l'action asthénique de l'opium : ils me semblent au contraire prouver évidemment une activité plus grande des principaux organes de la circulation, et du cœur en particulier. De plus l'inflammation, la gangrène même de l'estomac et des instestins, trouvées à l'ouverture d'individus morts empoisonnés par l'opium (*Mead, Lassus, Portal.*), justifient suffisamment la prudence des praticiens qui n'administrent jamais cette substance dans la période d'acuité des phlegmasies.

ART. II. *Circonstances qui peuvent modifier l'action des poisons.*

L'action des poisons varie suivant certaines circonstances relatives au toxique, et à l'individu auquel il est administré. *Omnis veneni actio naturalis variatur tam ratione ipsius veneni, quàm dispositionis illius qui illo infestus est.* (FORESTUS, *de Venenis.*)

§. Ier. Par rapport au *toxique*, les différences se tirent :

1.° *De sa nature.* L'effet immédiat des poisons tirés du règne inorganique est, en général, de déterminer une altération dans le tissu de nos organes; ou ils cautérisent, ou ils enflamment la partie sur laquelle ils sont appliqués. Je dis *en général*, car on a vu la mort occasionnée par des substances corrosives sans que l'on ait découvert dans les organes aucune trace de leur action.

L'action immédiate des toxiques organiques porte le plus ordinairement sur l'exercice des fonctions *vitales* : néanmoins beaucoup de végétaux agissent localement ; mais quelque grande que soit l'altération de tissu qu'ils déterminent, elle ne l'est jamais autant que celle produite par les poisons inorganiques. C'est dans ce sens seul que l'ont peut dire avec *Mead* que la différence essentielle qui distingue les poisons végétaux des minéraux, c'est que ceux-ci sont doués d'une énergie beaucoup plus grande que les premiers. En effet,

il est bien peu de substances minérales capables de causer une mort aussi prompte que
le fait l'huile de laurier-rose, ainsi que la préparait *Nichols*, et dont l'acide prussique con-
stitue le principe délétère « *Hujus verò unciæ
duæ mediocris staturæ canem intra semi-minu-
tum perimebant, cùm vix œsophagum supe-
raverat.* » Son injection dans le rectum produisait le même effet. (MEAD, *de Venen.*)

La nature du sol, du climat, influe aussi sur
l'activité des poisons organiques. C'est ainsi que
la ciguë vireuse, qui croît à l'ombre et dans des
des lieux marécageux, est bien plus énergique
que celle qui se présente dans des conditions
opposées. Qui ne connaît les effets terribles qui
suivent la morsure de la vipère de la Marti-
nique, tandis que chez nous la morsure de ce
reptile cause bien rarement des accidens très-
graves ?

2.° *De sa cohésion.* De deux poisons, l'un solide, l'autre liquide, jouissant tous deux d'une
égale énergie, et administrés en quantité égale,
le poison liquide déterminera des altérations
plus promptes, plus étendues ; le solide, au
contraire, consumant son activité dans le lieu
circonscrit où le retient son état d'agrégation,
désorganise plus profondément : c'est ainsi que

l'oxyde d'arsenic, en fragmens plus ou moins gros, perfore le plus souvent l'estomac, tandis que son solutum aqueux enflamme la majeure partie, ou même la totalité du canal alimentaire. La liquidité d'une substance vénéneuse est encore une circonstance favorable à son absorption. Non-seulement la cohésion des substances vénéneuses modifie la manière dont ces substances agissent, mais elle peut même la changer totalement : c'est ainsi que l'on voit les préparations solubles de plomb déterminer la phlegmasie des tissus sur lesquels on les applique, tandis que les émanations saturnines agissent sur le système nerveux, au moins dans le plus grand nombre des cas. On peut dire même en général que ce dernier mode d'action est le plus ordinaire aux substances gazeuses.

3.° *De la dose à laquelle il est administré.* Nul doute qu'une substance vénéneuse doit produire des effets plus violens à une dose plus forte qu'elle ne le fera à une dose moindre; et s'il existe des faits qui sembleraient contradictoires à cette assertion, cela tient à d'autres circonstances dont je parlerai plus loin.

4.° *De sa décomposition facile.* Il est évident que plus un toxique est facilement décomposable, plus aussi ses effets délétères doivent être circonscrits, et *vice versâ*. Aussi voyons-nous le solutum de sublimé corrosif, que décomposent avec tant de facilité les subtances végétales extractives et les matières animales, borner presque toujours son action irritante et corrosive à l'estomac et au duodénum, tandis que le solutum d'oxyde d'arsenic enflamme, comme je l'ai dit, toute la continuité du canal alimentaire.

5.° *De son interposition avec d'autres corps.* Luchtmans est parvenu à donner le tartre stibié à des doses considérables en l'administrant avec le quinquina, sans qu'il en résultât aucun effet fâcheux. Une personne digne de foi m'a assuré que ce même tartre stibié combiné à l'opium est donné, par quelques médecins italiens, à la dose de quarante grains, comme un puissant sudorifique.

.§. II. *Circonstances individuelles susceptibles de modifier l'action des poisons.*

Cette section, d'une importance majeure, se compose d'observations qui, d'un côté, feront voir que, dans certains cas, des substances vénéneuses ont été d'une innocuité plus ou moins complète, et que dans d'autres circon-

stances des substances innocentes par leur nature ou par leur dose ont agi comme des poisons très-énergiques. Ces différences provien-
nent :

1.º *D'une disposition individuelle.* MANGET,
et M. AMOREUX après lui, assurent que les
Hongrois prennent impunément de la poudre
de cantharides. *Assumunt in superiore Hun-
gariâ, ultra fluvium Tibiscum... pro unâ vice
cantharidum pulv. num.* 10. *is pulvis epotus
ipsis interdùm largum sudorem , interdùm co-
piosum urinæ fluxum excitat , citra ullum
tamen dolorem.* (MANGET, *Bibl. med. pract.*)

On lit dans *Schenkius* qu'un individu prit
une once d'arsenic et n'en mourut pas.

M. *Bertrand* prétend que les Lapons font
intérieurement usage des préparations arseni-
cales sans en éprouver des effets nuisibles !

Au rapport d'*Hippocrate,* un individu qui,
pour se purger, prit un médicament, dont
l'élatérium faisait la base, eut des déjections
alvines qui durèrent trois jours. Le troisième
jour il expira.

Manget nous a transmis le fait d'un médecin galéniste, à qui du mercure doux, pris à
une dose purgative, occasionna des symptômes

affreux et la mort. *Hoffmann* rapporte un fait semblable (1).

Un religieux, en se retirant de Paris à son couvent, s'arrêta à Agen, et y prit les eaux de Cransac, dont il avait coutume d'user toutes les années. Il mit dans le premier verre une once de sel de seignette (tartrate de potasse et de soude). Dans le moment, il éprouva une chaleur âcre depuis la bouche jusqu'à l'estomac, et bientôt il fut en proie à des coliques violentes et à des sensations d'une chaleur brûlante, qui s'étendit peu à peu dans tout le canal intestinal. Le ventre se météorisa, les convulsions se mirent de la partie, et il mourut malgré les remèdes appropriés. (*Belloc.*)

Il est permis d'élever quelques doutes sur la validité de cette observation. En effet, M. le professeur *Chaussier*, qui a eu des renseignemens à ce sujet, pense qu'au lieu du sel de seignette, demandé au pharmacien, celui-ci donna une once de sulfate d'alumine desséché (vulgairement *alun calciné*).

. (1) L'on pourrait citer des milliers de faits qui tendraient à prouver la nocuité du muriate de mercure doux ; mais je crois que l'on doit, avec plus de raison, attribuer les effets délétères de ce *sel* à ce qu'il n'a point été lavé.

« Une demoiselle de Montpellier , âgée d'environ vingt-cinq ans , d'un tempérament trèsdélicat , phthisique par vice héréditaire , fut conseillée de prendre une poudre composée de simples, que préparait une femme qui habitait la campagne. Il arriva que la fille de cette femme donna un paquet de poudre de cantharides au lieu du paquet de simples , avec lesquelles ce paquet de cantharides se trouvait confondu. Le remède arrivé , l'amie de la malade, qui ne se doutait pas du *quiproquo ,* en avale une petite pincée pour donner l'exemple, et la malade ébranlée en prend ensuite , sans examen , une pleine cuillérée , de la valeur d'environ *deux onces.* Cette dernière n'en ressentit que quelque légère chaleur au gosier, et des ardeurs d'urine que M. *Amoreux ,* appelé vingt-quatre heures après, vint facilement à bout de calmer , et la méprise n'eut ici aucune suite; mais l'amie, qui était d'un tempérament robuste , et qui n'avait pris qu'une petite pincée de la poudre , fut bientôt à toute extrémité et succomba. » (*Fodéré*).

Cette observation me paraît peu complète, quoique d'ailleurs il soit probable que la malade ait réellement pris une plus grande quantité de poudre que son amie.

2.º *De l'état de santé ou de maladie.* « Hy-rodes, roi des Parthes, étant tombé dans une maladie de langueur qui dégénéra en hydro-pisie, fut empoisonné par Phraate, son second fils; mais le poison et la maladie ayant servi de remède l'un à l'autre, contre l'attente de ce fils impie, et s'étant chassés réciproquement par une heureuse crise, comme le malade commençait à se mieux porter, Phraate prit une voie plus courte, et l'étrangla de ses propres mains! » (*Fodéré*, d'après Plutarque.)

3.º *De l'habitude.* « L'habitude, dit *Zim-mermann*, rend innocens, même jusqu'au pro-dige, nombre d'effets dangereux en eux-mê-mes. » Aussi semblerait-il plus naturel de rap-porter à cette cause l'innocuité des substances vénéneuses que prenait Mithridate plutôt qu'à l'ingestion d'un antidote particulier, en sup-posant d'ailleurs que le fait fût vrai.

> *Profecit poto Mithridates sœpè veneno*
> *Toxica ne possint sœva nocere sibi* (1).
> MARTIAL.

(1) Ce que notre immortel *Racine* a exprimé par ces deux vers qu'il place dans la bouche de Mithri-date :

Contre tous les poisons soigneux de me défendre,
J'ai perdu tout le fruit que j'en pouvais attendre.

M. *Tartra* a consigné, dans sa dissertation inaugurale, l'histoire d'une femme qui buvait impunément de l'eau forte.

Au rapport des voyageurs, les Orientaux font de l'opium un usage aussi immodéré que les Européens des boissons alcoholiques.

Je connais un ex-musicien du théâtre français qui prend chaque semaine une once d'extrait gommeux d'opium, que lui fournit la pharmacie centrale des hospices civils de Paris.

, 4.º *Des saignées copieuses.* Si l'on en croit Tacite, c'est à cette cause que l'on doit attribuer l'inefficacité du poison que prit Sénèque : *clauso corpore adversùs vim veneni.*

5.º *De l'état de l'âme. Ingens mortis formido imbecillitatem quæ, secundùm* Celsum, *omnibus morbis patet, corporibus ingenerat, ita ut miasma non modò faciliùs recipiatur, sed et sæviora indè producantur symptomata.* (Hoff. *Ven. corp. hum.*)

6.º *De certaines antipathies.* « Le thon me répugne tellement, dit M. *Fodéré*, que, s'il m'arrive de me servir, pour couper du pain, d'un couteau qui a touché à ce poisson, je suis assuré de vomir et de me trouver mal. »

7.º *Du lieu de l'application.* L'on peut dire d'une manière générale que l'énergie avec laquelle agissent les poisons est en raison directe du degré de sensibilité et de la faculté absorbante de la partie avec laquelle ils sont en contact. C'est ainsi que l'introduction d'une substance corrosive ou irritante dans l'estomac est autrement dangereuse que son application sur la peau.

Certaines substances peuvent être vénéneuses, appliquées sur le derme ou introduites dans le tissu sous-cutané, tandis que, portées dans la bouche et l'estomac, elles ne sont nullement nuisibles. Cette vérité, prouvée d'une manière incontestable par les expériences qu'a faites le célèbre physicien de Florence *Félix Fontana* sur le venin de la vipère, était déjà connue des anciens. Ainsi Lucain a dit :

Noxia serpentum est admixto sanguine pestis ;
Morsu virus habent, et fatum dente minantur :
Pocula morte carent.

Des observations nombreuses démontrent que les fluides gastriques font éprouver à l'opium une modification qui rend ses effets bien moins énergiques que quand on l'injecte dans le gros intestin.

L'on croit que le tartre stibié placé sur la conjonctive perd ses propriétés émétiques.

8.° *De la promptitude, de la facilité et de*

la fréquence des vomissemens. Trois enfans, dont un mâle, de deux ans, qui avait été malade, et deux filles adultes mangèrent d'un potage dans lequel il y avait de l'arsenic. Le garçon, qui n'en mangea que deux cuillerées, n'eut aucun vomissement et mourut. Les filles, qui avaient mangé le reste, vomirent et furent sauvées. *Morgagni.*

Une demoiselle a survécu à deux gros d'émétique, dont elle vomit la plus grande partie, tandis qu'une autre personne, qui n'avait point eu de vomissement, est morte empoisonnée au moyen de onze grains de ce sel. M. *Petit,* de Lyon, rapporte le fait d'une personne qui avait pris une demi-once d'arsenic, et qui néanmoins fut sauvée. (*Fodéré.*) Cette guérison me paraît uniquement due aux énormes vomissemens qu'a eus cette personne, et non point au solutum alcalin qu'on lui administra pour combattre l'effet du poison qu'elle n'avait point rendu. En effet, l'expérience et l'observation prouvent que l'arsenite de potasse (en admettant, avec MM. *Petit* et *Fodéré*, qu'il ait pu se former) est presque aussi puissamment délétère que l'oxyde d'arsenic lui-même.

9.° *De l'etat de plénitude* ou *de vacuité de l'estomac.* Plusieurs personnes étant à un festin , on apporta au dessert un mets où l'on avait mis de l'arsenic en place de farine. Ceux des convives qui jusqu'alors avaient peu bu et peu mangé , en périrent sur-le-champ ; au contraire, ceux qui avaient l'estomac plein furent sauvés. *Morgagni.*

10.° *Enfin , de là nature des substances que l'estomac contient.* Les substances contenues dans l'estomac peuvent non-seulement diminuer mécaniquement l'activité du poison , mais elles peuvent même , dans certains cas, leur faire éprouver une décomposition chimique. L'action qu'exerce l'albumine sur le sublimé corrosif, et en général sur presque tous les sels *métalliques,* nous en fournit l'exemple.

CHAPITRE III.

Classification des Poisons.

§. Ier. *Considérations sur les classifications en général.*

En toxicologie, comme dans toutes les branches d'histoire naturelle, on a discuté, et l'on discute encore journellement sur la préférence que l'on doit donner aux diverses méthodes de classification , sans trop savoir pourquoi. En effet, il n'en est qu'une seule bonne, qu'une

seule raisonnable, en même temps qu'applicable à toutes les études possibles. Elle consiste
à ranger les objets dans l'ordre de leur plus
grande ressemblance. Pour cela il faut, en suivant le procédé indiqué par la nature et le bon
sens, les classer par leurs propriétés princi-
pales ; de sorte que l'on place dans la même
classe tous ceux qui réunissent le plus de ces
propriétés fondamentales. Quand la somme
des différences l'emporte sur celle des ressem-
blances, alors on trace une ligne de démarca-
tion, et l'on forme une nouvelle classe, et ainsi
de suite ; mais toujours il faut choisir les *caractères les plus essentiels , les plus frappans,
les plus invariables* (1).

Embarrassés du choix de l'ordre d'après
lequel ils devaient tracer l'histoire des corps
vénéneux , plusieurs toxicologistes ont pris
pour base de leur classification les caractères
physiques, d'autres les caractères chimiques,
d'autres enfin les propriétés délétères de ces
corps. Cet embarras, cette diversité d'opinions

(1) Il est un autre mode de classification ; mais dire
que ce mode, entièrement systématique, n'a d'autre
but que d'apprendre des *mots ;* c'est assez faire sentir,
je pense, quel peut être son degré d'utilité pour l'étude
et la connaissance des *objets.*

vient évidemment de ce que l'on n'a point assez réfléchi à ce que l'on devait classer. En effet, de même que celui qui veut étudier les couleurs, les saveurs, etc., c'est-à-dire les différentes manières dont les corps affectent nos sens de la vision, de la gustation, etc., classe par abstraction ces sensations elles-mêmes; de même quiconque veut étudier les poisons, c'est-à-dire les différentes manières dont certains corps altèrent la santé, ou suspendent la vie de l'homme, doit, par une semblable opération, classer les propriétés délétères de ces corps, sans tenir compte, au moins pour l'instant, de leurs autres qualités (1). Ainsi, en suivant ma première comparaison, le physicien formerait un groupe de tous les corps colorés en vert, un autre groupe de tous les corps colorés en rouge, etc., et ne s'embarrasserait nullement si, dans le même groupe, une substance minérale se rencontre à côté d'une substance végétale, une substance solide à côté d'une substance liquide, etc.

Mais si le bon sens, appuyé du raisonnement, nous dit que ce mode de classer les poisons est le seul convenable, d'un autre côté

______

(1) Il est évident que ce raisonnement est en tout applicable à la classification des médicamens.

nous sommes obligés d'avouer que, dans l'état actuel de la science, il ne saurait être qu'un simple objet de pure spéculation, non-seulement inutile dans la pratique, mais même susceptible d'une application dangereuse. En effet, l'expérience et l'observation nous prouvent 1.º que le même corps en égale quantité, sous le même état, et appliqué sur la même surface, n'est pas constamment délétère; 2.º que, quand il l'est, il peut l'être tantôt d'une manière, tantôt d'une autre ; 3.º qu'un grand nombre d'autres agens innocens de leur nature, et souvent inappréciables pour nous, produisent des effets tellement analogues à ceux déterminés par les poisons même les plus énergiques, que l'examen seul de ces effets ne peut suffire pour déterminer à quelle cause ils sont dus.

Quelques médecins ont même été tellement frappés de la grande analogie (je devrais plutôt dire de l'identité) qui existe entre les effets de certains poisons, et quelques affections vulgairement appelées *spontanées* (c'est-à-dire dont nous ignorons la cause), que, pour la production de ces dernières, ils ont été portés à admettre l'existence d'un miasme auquel ils donnèrent une épithète dérivée du nom d'une substance vénéneuse. C'est ainsi que *Degner*, qui a fait un traité *ex professo* sur la dysenterie bilioso - contagieuse , reconnaissait un *miasme dysentérique arsenical!*

§. II. *Exposé de la classification des poisons la plus moderne et la plus généralement adoptée.*

Première classe. Poisons *corrosifs.* Les substances constituant cette classe irritent, enflamment et corrodent pour l'ordinaire les tissus avec lesquels elles sont en contact.

Deuxième classe. Poisons *astringens.* On les appelle ainsi, parce qu'ils produisent assez souvent un rétrécissement marqué des gros intestins, et particulièrement du colon !

Troisième classe. Les poisons *âcres* la composent. Ils ont une saveur plus ou moins caustique; appliqués sur la surface du corps, ils excitent une inflammation accompagnée souvent de phlyctènes, de la chute de l'épiderme, et qui se termine ordinairement par suppuration. *Les lésions locales intérieures qu'ils déterminent sont analogues à celles développées par les corrosifs.*

Quatrième classe. Poisons *narçotiques.* Ce

sont ceux qui, rapidement absorbés, déterminent la stupeur, l'assoupissement, la paralysie ou l'apoplexie, et des mouvemens convulsifs !

Cinquième classe. Poisons *narcotico-âcres*. Leur nom indique d'avance qu'ils doivent agir à la fois comme *narcotiques* et *rubéfians*. Ils sont aussi doués d'une saveur âcre et nauséabonde.

Sixième classe. Poisons *septiques* ou *putréfians*. Cette sixième classe se compose des substances qui déterminent une faiblesse générale, la dissolution des humeurs, des syncopes, et qui n'altèrent pas en général les facultés intellectuelles !

J'avais l'intention de présenter quelques réflexions suivies sur la forme et le fond de cette classification; mais cela m'eût entraîné dans des détails que ne comporte point cet essai. Je me contenterai, en conséquence, de faire observer 1.° que le nom de chacune de ces six classes n'est point le signe représentatif d'idées bien précises et bien déterminées; la 2.°, la 4.° et la 6.° classe nous en fournissent la preuve : 2.° que l'on n'a pas toujours procédé d'après les principes rigoureux d'une saine logique ; par exemple, la classe des poisons astringens

(en admettant qu'elle puisse constituer une classe distincte) se trouve intercalée entre la classe des substances corrosives et celle des substances âcres, dont les effets sont tellement analogues, que bien souvent ils se confondent : 5.° que l'on n'a pas toujours été conséquent avec soi-même : on n'en pourra douter si l'on se rappelle d'une part l'idée que l'on attache aux mots *corrosif, narcotico-âcre*, et si l'on voit rangés sous le premier de ces noms le verre pilé, les vapeurs mercurielles, etc.; enfin si l'on trouve dans la 5.ᵉ classe (narcotico-âcres) la noix vomique et les autres strychnos qui ne *rubéfient* jamais les tissus avec lesquels ils sont en contact, etc., etc.

CHAPITRE IV.

Pathologie des Poisons.

ART. I.ᵉʳ *Symptômes produits par les poisons.*

D'après l'exposé que j'ai fait du mode d'agir des différens corps délétères, il est évident que les symptômes qu'ils produisent doivent nécessairement varier, selon qu'ils troublent primitivement l'exercice de l'une des fonctions vitales, ou qu'ils occasionnent une altération sensible dans le tissu de nos organes. Je devrais en conséquence faire connaître les phénomènes morbides que tous les poisons déterminent dans l'un et l'autre de ces deux cas; mais je me bornerai à présenter le tableau des symptômes qui succèdent généralement à l'ingestion d'une substance âcre ou caustique dans l'estomac : c'est l'espèce d'empoisonnement qui donne le plus souvent lieu aux recherc.s médico-légales; et tel est le point de vue important sous lequel j'ai eu principalement dessein d'envisager la toxicologie.

Les accidens qui, chez une personne saine, succèdent à l'introduction d'un poison âcre ou caustique porté dans l'estomac à l'aide d'un véhicule quelconque, se distinguent en *primitifs* et en *consécutifs*. Ceux-ci ne s'observent jamais qu'après les premiers; ils sont le résultat de la connexion sympathique, du consensus qui existe entre les differens organes.

a. *Symptómes primitifs communs à la plupart des poisons âcres ou caustiques.*

Saveur styptique, âcre et brûlante; rougeur, sécheresse de la langue et de la bouche, qui offre quelquefois des escharres plus ou moins étendues, plus ou moins nombreuses, et de couleur variable; ptyalisme continuel, agacement des dents, souvent vacillantes. Sentiment de constriction, de corrosion au pharynx, à l'œsophage et à l'estomac, qui ne peut supporter les liquides, même les plus doux : déglutition très-difficile, celle des liquides souvent impossible, parfois avec hydrophobie (1) ; soif ardente, inextinguible. Douleur déchirante, brûlante, à la région épigastrique, qui souvent est gonflée, ainsi que tout l'abdomen, et tellement sensible, qu'il est impossible d'y apposer la main ou même les corps les plus légers; rapports, nausées fréquentes, vomissemens violens, opiniâtres, accompagnés d'efforts extraordinaires, qui augmentent la sécheresse, la constriction, l'âcreté de la bouche et de la gorge; matières des vomissemens noirâtres, bilieuses, sanguinolentes ou de sang pur, contenant parfois des escharres, des portions de membrane : douleurs atroces dans toute l'étendue du canal intestinal; rarement constipation, le plus souvent déjections fréquentes,

(1) Ce dernier phénomène se remarque plus particulièrement dans l'empoisonnement par les cantharides, ainsi qu'on le voit par les observations 4 et 5 consignées dans le tome 2 de la Toxicol. de M. *Orfila*, p. 221 et suiv.

douloureuses, de matières analogues à celles des vomissemens, avec ou sans ténesme.

Quoique communs à la plupart des empoisonnemens par les substances âcres ou caustiques, ces symptômes présentent cependant quelques caractères particuliers, suivant la nature du poison qui a été ingéré : ainsi, quand l'empoisonnement a lieu par l'ingestion 1.° *d'un acide minéral concentré*, la saveur est d'une acidité brûlante, caustique; chaque bord libre des lèvres est presque toujours marqué d'une ligne courbe, qui offre dès les premiers instans une couleur variable. Les tonsilles, le septum staphylin et son appendice, et en général toutes les parties intérieures de la bouche, sont recouvertes d'escharres, qui, en se détachant, incommodent le malade, lui occasionnent une toux fatigante, et altèrent la voix, dont le timbre est rauque, et assez semblable à celui que l'on observe dans le croup; quelquefois même il y a aphonie complète. Quoique ces derniers phénomènes se rencontrent le plus souvent dans les empoisonnemens par les acides minéraux concentrés, il faut avouer cependant qu'ils peuvent être produits aussi par d'autres liqueurs caustiques. La couleur des escharres, ainsi que celle de l'empreinte des lèvres, varie suivant la nature de l'acide : ordinairement noires pour l'acide sulfurique, blanches pour l'acide hydro-chlorique, elles sont d'un jaune citrin plus ou moins foncé, souvent orangé, pour l'acide ni-trique (azotique). Dans ce dernier cas, les gen-cives sont comme brûlées, réduites en une sorte de pulpe d'un blanc mat ou jaunâtre; les couronnes des dents sont également jaunes, et l'on observe assez ordinairement des taches ana-logues sur le menton, sur les mains, etc.

2.° *Des alcalis purs ou carbonatés.* La saveur, ainsi que l'odeur, est urineuse et lixivielle.

3.° *Des oxydes et sels métalliques* (des 4 dern. sect.). La saveur est d'une stypticité va-riable comme les métaux : ainsi, au lieu du goût douceâtre et comme sucré propre aux préparations solubles de plomb, les composés mercuriels (le sublimé) ont au contraire une saveur *détestable.* On regarde une salivation abondante comme l'un des symptômes carac-téristiques de l'empoisonnement par les prépa-rations mercurielles. Le nitrate d'argent, sur-tout s'il est pris en liqueur, laisse des taches violacées sur le bord des lèvres, le pourtour du menton, etc.

4.° *Des cantharides.* Le malade accuse une odeur nauséabonde insupportable : ces insectes

(53)

laissent en outre, dans la bouche et le gosier, une saveur âcre, caustique, mais qui n'est ni acide, ni urineuse, et n'a rien de métallique : de plus, ils déterminent constamment un priapisme opiniâtre extrêmement douloureux : les urines sont toujours sanguinolentes ; leur émission, lorsqu'elle n'est pas suspendue, ne s'effectue que goutte à goutte, et s'accompagne de douleurs intolérables.

b. *Symptómes consécutifs* ou *sympathiques.*

Face pâle, décomposée, cadavéreuse ; paupières entourées d'un cercle livide. Peau sèche, brûlante ou froide, parsemée d'ecchymoses, de taches pourprées, livides, d'éruptions miliaires ou boutonneuses. Convulsions horribles ; anxiétés inexprimables ; jactation continuelle, crampes dans tous les membres ; soubresauts des tendons, carphologie ; céphalalgie violente ; horripilations de temps à autre ; froid glacial ; d'autres fois sensation d'une chaleur âcre, brûlante, d'un feu dévorant ; insomnie prolongée. Palpitations, syncopes ; pouls petit, serré, fréquent, irrégulier, souvent imperceptible. Respiration difficile, suspirieuse ; hoquet ; haleine d'une fétidité parfois insupportable. Langue sèche, recouverte d'un enduit noir, fuligineux ;

abdomen météorisé, tendu, douloureux, d'autres fois enfoncé, rétracté sur la colonne vertébrale, peu ou point sensible, même à une pression assez forte. Insensibilité plus ou moins complète aux impressions extérieures; facultés intellectuelles altérées, souvent anéanties. Sueurs froides, onctueuses, visqueuses, ramassées en grosses gouttes, principalement sur la face et le thorax, laissant sur la peau un enduit terreux; urine rare, rouge, sanguinolente; souvent dysurie, ischurie; quelquefois priapisme très-douloureux avec lividité du gland. Cette irritation des organes génito-urinaires, que j'ai indiquée plus haut comme l'effet constant de l'action des cantharides, s'observe aussi parfois dans les empoisonnemens par d'autres substances irritantes ou corrosives. Nous en avons un exemple bien remarquable dans l'observation suivante tirée de la Nosologie de *Sauvages*. Un tailleur de Montpellier, qui, après une médecine, avait pris un gros d'arsenic, éprouva, le septième jour, *un priapisme avec rigidité, érection et douleur de la verge, dont le gland fut livide pendant vingt-quatre heures.* (SAUVAGES. Nosol. méth. t. 2. *Ileus à veneno*.

ART. II. *Diagnostic de l'empoisonnement.*

Le concours de différentes circonstances peut fournir des *présomptions* sur l'existence de l'empoisonnement. Ainsi l'on peut tirer des indications 1.º *de l'apparition soudaine de symptômes violens chez une personne naguères bien portante.*

2.º *De la réunion de plusieurs des symptómes communs ou particuliers* (pag. 49 et suiv.), tels que la phlegmasie , la cautérisation de la bouche et du pharynx , la couleur des escharres , l'inflammation des organes génito-urinaires, etc., etc.

·3.º *De la nature des matières des vomissemens. a.* Si l'empoisonnement a lieu par les acides minéraux , les matières des vomissemens rougissent fortement la teinture de tournesol , font effervescence sur le carreau , ou plutôt avec les carbonates alcalins. *b.* Ces matières verdissent au contraire le sirop de violette , ramènent au bleu la teinture de tournesol rougie par les acides , et font ordinairement effervescence avec ces mêmes acides , quand l'empoisonnement a eu lieu par les alcalis et les sous-carbonates alcalins. *c.* Dans l'empoisonnement par les composés cuivreux, la couleur des matières des vomissemens et des déjections est pour l'ordinaire d'un bleu plus ou moins foncé, dont la nuance varie ; d'autres fois elles sont vertes, ou verdâtres, etc. L'on se tromperait souvent si l'on croyait que, dans tous les cas, cette coloration des matières vomies dépend exclusivement de la présence d'une préparation de cuivre. Les faits suivans suffiront pour faire sentir quelle importance un médecin instruit et prudent doit attacher à la couleur de ces sortes de matières. « M. *Guersent* « dit avoir fait l'ouverture d'un individu mort « d'une affection organique de l'estomac, et « chez lequel les liquides contenus dans cet « organe présentaient une couleur bleue ana- « logue à celle que fournissent les prussiates « avec les sels de fer, sans pourtant contenir « des substances métalliques. » (*Orfila.*) Un jeune enfant avait avalé, depuis quelque temps, une boucle de cuivre : il ne souffrait point ; seulement ses déjections étaient verdâtres, semblables, par la couleur, au baume tranquille. L'analyse chimique qu'en fit M. le professeur *Deyeux* prouva qu'il n'y avait aucun atome du métal dont on soupçonnait fortement l'existence. La boucle fut rendue cinq à

six semaines après avoir été avalée , et recouverte d'un léger oxyde brun. (*Drouard.*) J'ajou-
terai que chez les enfans à la mamelle, dont
les digestions ne se font pas bien, les matières
des déjections offrent fréquemment un aspect
vert ou verdâtre.

*Unicum signum certum dati veneni est
notitia botanica inventi veneni vegetabilis,*
(Notitia zoologica inventi veneni animalis , *et
analysis chemica inventi veneni mineralis.*
(PLENK.; ouvr. cit.)

ART. III. *Prognostic de l'empoisonnement.*

Le prognostic doit nécessairement varier,
suivant que la substance vénéneuse n'a point
encore manifesté son action, suivant qu'elle a
déjà produit des effets. Dans le premier cas,
les circonstances auxquelles il faut avoir égard
sont relatives au toxique et à l'individu qui
l'a ingéré. Ce sont celles que j'ai déjà fait connaître comme pouvant modifier l'action des
poisons. Ainsi, par rapport au toxique, les
circonstances favorables sont, sa petite quantité ou son peu de concentration, son peu de
solubilité, sa décomposition facile, son interposition avec d'autres corps innocens, ou exer-

çant sur lui une sorte de neutralisation. Par rapport à l'individu, elles sont, la plénitude de l'estomac, surtout si les substances qu'il contient sont susceptibles de décomposer le poison, la facilité et la fréquence des vomissemens, une sorte d'insensibilité produite par l'habitude, une force de résistance particulière. *In ejusmodi infortuniis nihil accidere feliciùs potest quàm ut ventriculus id quod ingessit, rejiciat illicò, aut certè quàm citissimè, undè præcipuè factum est, ut, qui curati sunt à nobis, evaserint.* (MORGAGNI.)

Deuxième cas. Si l'on n'observe encore que des symptômes primitifs, on a tout lieu d'espérer qu'à l'aide d'un traitement convenable on pourra sauver l'individu. Mais si le médecin a été appelé trop tard, ou qu'il n'ait point de suite cherché à prévenir les accidens en procurant l'évacuation du poison, que même se reposant, par une imprudente sécurité, sur l'effet neutralisant de substances qui, le plus souvent, ne font qu'accroître l'irritation, soit par elles-mêmes, soit par les nouveaux composés auxquels elles donnent naissance; si déjà des symptômes consécutifs se sont manifestés (la céphalalgie, le froid de la peau, les convulsions, etc.), il y a tout lieu de craindre pour

les jours du malade. Enfin, la cessation brus-
que de la douleur, la prostration subite des
forces, la fréquence du hoquet, l'irrégularité
du pouls, souvent imperceptible, tous ces symptômes, indiquant la gangrène des viscères,
sont toujours les signes avant-coureurs d'une
mort prochaine.

ART. IV. *Altérations locales produites par*
les poisons.

A l'ouverture des personnes mortes par l'action d'une substance âcre ou corrosive, on rencontre dans le canal alimentaire, et principalement dans l'estomac, des escharres de couleur
variable, des ecchymoses, des plaques gangréneuses, des érosions plus ou moins étendues,
plus ou moins nombreuses. Ces dernières altérations peuvent être l'effet immédiat de la
causticité du poison ingéré, ou le résultat de
la phlegmasie. Tantôt le ventricule est perforé
de part en part: alors les matières qu'il ren-
ferme s'épanchent dans l'abdomen, où elles
occasionnent des désordres considérables. D'autres fois il est réduit à sa membrane périto-
néale, ou il n'a perdu que sa membrane muqueuse, qui pour l'ordinaire est convertie en

une sorte de bouillie ou de substance pulpeuse
de couleur variable , et se détachant de la membrane musculaire avec la plus grande facilité.
Des portions de la membrane muqueuse ont
été trouvées détachées, formant une sorte de
kyste libre dans la cavité de l'estomac, et ren-
fermant encore des fragmens de la substance
délétère. On trouve souvent une inflammation
générale du canal alimentaire s'étendant depuis la bouche jusqu'à l'anus : le plus ordinairement l'estomac et l'intestin grêle en sont le
siége principal; quelquefois même, bornée à
la membrane muqueuse du ventricule, la
phlegmasie, tantôt est disséminée par plaques
sur la surface de cette membrane, tantôt elle
en embrasse toute l'étendue. Dans certains cas,
le rectum présente le désordre le plus considérable. La couleur des parties enflammées
varie, tantôt d'un rouge livide, tantôt d'un
rose clair; leur aspect est parfois d'un incarnat
très-vif. L'inspection cadavérique a encore présenté un épaississement, une oblitération plus
ou moins complète d'un ou plusieurs points
du canal alimentaire, des ampoules ou vési-
cules, des exsudations sanguines à la surface
des membranes, un état variqueux de leurs
vaisseaux. Enfin, on a attribué aux cantha-

rides le développement de certains tubercules fongueux observés dans l'intérieur de l'estomac?

Il n'est pas rare que l'intensité de la phlegmasie gastro-intestinale détermine l'inflammation consécutive d'autres organes, *a.* soit par la liaison sympathique qui existe entre l'estomac et ces organes, *b.* soit par voie de contiguité; et alors l'inflammation s'étend, se propage de proche en proche. Ainsi, à l'ouverture de personnes mortes empoisonnées par une substance caustique, on peut trouver *a.* des éruptions miliaires, boutonneuses, des ecchymoses, des escharres à la peau, l'épiderme détaché, une phlegmasie plus ou moins intense de l'encéphale et de ses annexes, etc.; *b.* le diaphragme, le foie, le péritoine enflammés, adhérens à l'estomac; les poumons hépatisés, quelquefois même gangrenés, surtout dans leur lobe diaphragmatique.

Il est arrivé que l'estomac, que l'on croyait sain, placé entre l'œil et la lumière, a paru criblé de petits trous.

Plusieurs observations prouvent que, dans certains cas, quelques-uns des poisons caustiques ont causé la mort sans laisser la moindre altération dans le canal alimentaire, où l'on a encore retrouvé ces substances.

La coloration en rouge du canal alimentaire n'est pas toujours l'effet de l'inflammation ; elle peut dépendre de l'usage habituel
de boissons particulières (l'infusum de coquelicots, les vins très-foncés en couleur, etc.)
Ceci mérite une attention toute particulière.
Baillou dit avoir observé que plusieurs fois on
a attribué injustement des morts subites à l'action d'un poison, parce que la partie gauche
du fond de l'estomac avait des taches noires à
l'extérieur et à l'intérieur, taches dues uniquement au sang qui séjourne dans les veines gastro-spléniques (vaisseaux courts).

Un fait très-curieux, qui m'a été communiqué par M. *Rostan*, médecin à l'hospice de
la Salpêtrière, et que j'ai constaté depuis, c'est
que, par l'ingestion d'une substance caustique
surtout à l'état solide, la membrane muqueuse
du pharynx et de l'œsophage est enflammée,
cautérisée principalement sur la saillie des plis
longitudinaux que forme l'intérieur de cette
membrane ; de telle sorte, qu'en faisant diparaître ces plis par une traction transversale,
on aperçoit entre eux des intervalles où la membrane muqueuse est parfaitement saine ; ce qui
n'arrive point quand la phlegmasie est produite par toute autre cause. M. *Rostan* avait

observé ce phénomène dans l'estomac et le duodénum d'une personne morte dans un accès
d'épilepsie, et qui était traitée par le nitrate
d'argent.

On lit dans le procès-verbal de la séance
publique (1816) de la société d'économie ru-
rale et vétérinaire de Lyon, que M. *Raynal*,
professeur distingué de cette école, a constaté
ce même fait sur des chiens auxquels il lia
l'œsophage après leur avoir fait prendre du
nitrate d'argent.

On a prétendu que chaque substance vénéneuse produisait dans nos tissus un genre particulier d'altération, et que la nature de cette
altération pouvait faire *reconnaître et déterminer* à quel toxique elle était due. Mais je dis
qu'une telle assertion ne peut être considérée,
dans l'état actuel de la science, que comme le
fruit prématuré d'un trop petit nombre d'observations; c'est ce que j'espère prouver à l'article qui a pour objet l'application à la médecine légale.

ART. V. *Règles thérapeutiques de l'empoisonnement.*

Elles consistent, 1.º à prévenir les effets du
poison. 2.º A remédier à ceux qu'il peut avoir
déjà produits.

Premier cas. — Prévenir les effets du poi-son. On y parvient par l'expulsion ou par la neutralisation de la substance vénéneuse. L'ex-pulsion du poison s'effectue par le vomisse-ment provoqué à l'aide de moyens mécaniques (la titillation de la luette avec les barbes d'une plume , les doigts portés dans la bouche), ou bien en administrant un solutum aqueux de tartre stibié, de racines d'ipécacuanha, de sul-fate de zinc : on doit rejeter l'emploi des corps gras, huileux, parce que bien souvent ils sont nuisibles. Mais il est un autre émétique que tout le monde a sous la main , et qui peut remplir plusieurs indications à la fois : c'est l'eau tiède; ce liquide détermine des nausées, provoque le vomissement; ingéré en grande quantité, il n'est nullement nuisible, produit la dilatation de l'estomac, circonstance favo-rable à la déplétion de ce viscère; susceptible de se mêler à tous les poisons liquides, il en énerve l'activité; dissolvant d'un grand nom-bre de corps, il entraîne à chaque vomissement une portion des poisons solides, dont les frag-mens, quelquefois fixés dans les parois de l'es-tomac, ne sauraient être expulsés autrement. Enfin, l'on n'hésitera pas à donner à l'eau la préférence sur tous les autres moyens émétiques, qui, la plupart, sont des substances très-irritantes (le tartre stibié, le sulfate de zinc), si l'on considère que la grande majorité des empoisonnemens ont lieu par les oxydes ou autres préparations métalliques ; que ces corps jouissent au suprême degré des propriétés émétiques ; que, par conséquent, l'indication est moins de provoquer que d'entretenir les vomissemens.

Les substances propres à neutraliser l'action des poisons sont désignées sous le nom d'*anti*= *dotes*, de *contre-poisons*, etc. Les anciens médecins ont été en général de grands partisans des contre-poisons ; quelques-uns croyaient à un antidote universel : ainsi, on en a vu prescrire la thériaque, l'ail, etc., dans toutes les espèces d'empoisonnement : d'autres ont dit que chaque poison avait son antidote, et lorsqu'ils ignoraient la nature du poison ingéré, ils s'en tenaient à l'emploi des moyens évacuans, adoucissans, etc. Subjugués par le charme des affinités, éblouis par le prestige de quelques découvertes brillantes, les chimistes surtout, prétendant assujettir le corps de l'homme à leurs opérations, ont préconisé une foule de subtances qui devaient, disaient-ils, fournir dans l'estomac les résultats obtenus dans leurs appareils. Trop heureux si l'emploi de pareilles substances n'avait jamais été qu'inutile !

L'opinion des partisans d'un alexipharmaque universel , ne pouvant être que celle d'hommes entièrement étrangers aux sciences physiques et physiologiques, ne mérite aucune réfutation.

Enoncer les différentes qualités que doit réunir une substance quelconque pour pouvoir être considérée comme antidote, faire connaître ensuite la plupart des corps qui ont été et qui sont encore conseillés par quelques médecins, comme les antidotes de tel ou tel toxique, ce sera , je n'en doute point, plus que suffisant pour faire pressentir combien la secte exclusive des neutralisans a dû et doit faire chaque jour de victimes.

Une substance, pour mériter le nom d'*antidote*, doit,

1.º Pouvoir être prise à grande dose sans aucun danger.

2.º Agir sur le poison soit liquide, soit solide, à une température inférieure ou égale à celle de l'homme.

3.º Avoir une action prompte.

4.º Etre susceptible de se combiner avec le

poison au milieu des sucs gastrique, muqueux, et autres que l'estomac peut contenir.

5.º Enfin, en agissant sur le poison, le dépouiller de toutes ses propriétés délétères (*C. Renault*).

Les substances suivantes, proposées comme antidotes, doivent être rejetées, car elles sont plutôt dangereuses qu'inutiles.

Les solutum alcalins, sub-alcalins, les sous-carbonates des mêmes bases, les sulfures alcalins et ferrugineux, les infusum de quinquina et autres substances tannantes, la poudre de charbon, etc., ont été proposés comme neutralisans communs des oxydes et des sels métalliques. De plus, on a conseillé, spécialement dans les empoisonnemens 1.º par le sublimé corrosif : la teinture martiale alcaline de *Navier*, le mercure métallique, le bouillon, le sucre, etc.

2.º Par l'oxyde d'arsenic : la thériaque, les acides acétique, nitrique; les corps gras, l'eau de savon. (L'eau hydro-sulfurée et l'eau de chaux ne sauraient être de quelque utilité que quand l'empoisonnement a lieu par le solutum d'oxyde d'arsenic; cas extrêmement rare.)

5.º Par le tartre stibié : tous les acides ; mais on a recommandé surtout l'infusum de quinquina, et particulièrement du quinquina jaune.

4.° Par le vert-de-gris : les acides acétique, citrique ; les huiles essentielles, le sucre, etc.

Les courtes réflexions que j'ai jointes à la relation d'un empoisonnement par le sulfure de potasse (le seul exemple que nous ayons), suffiront, je pense, pour faire rejeter l'emploi des acides, que quelques personnes conseillent comme les antidotes de ce toxique : l'on prévoit sans peine pourquoi.

Il est cependant certaines substances qui exercent sur quelques poisons une action très-efficace ; mais, outre que leur nombre est extrêmement borné, je ne crois pas qu'un médecin sage et prudent doive s'en tenir exclusivement à leur emploi. Ces substances sont la magnésie décarbonatée, pour les acides minéraux concentrés : l'acide acétique, pour les alcalis caustiques et leurs sous-carbonates ; les sulfates solubles, celui de magnésie surtout, pour les sels de baryte et de plomb ; le muriate de soude, pour le nitrate d'argent ; l'albumine, pour le sublimé corrosif, le nitrate d'argent, et en général tous les sels *métalliques*.

Je regrette de ne pouvoir, dans cette dissertation, exposer en détail quelques expériences que j'ai cru devoir faire sur les animaux vivans avec l'albumine et le nitrate d'argent ; mais il me suffira de dire, qu'ayant

répété pour ce sel des essais à peu près semblables à ceux que M. *Orfila* a faits pour le
sublimé corrosif, j'ai obtenu des résultats entièrement identiques à un tel point, que je
n'hésite pas à considérer l'albumine comme
préférable au muriate de soude, puisqu'à une
action neutralisante bien constatée elle réunit
l'avantage de pouvoir être administrée sans
inconvéniens, quand ce poison a déjà produit
la phlegmasie de l'estomac.

Le blanc d'œuf n'étant pas formé uniquement
d'une substance liquide, mais bien, ainsi
que le corps vitré, d'une membrane légère,
d'un tissu aréolaire, dont les vacuoles renfer-
ment la matière albumineuse, il est infiniment préférable, d'après l'observation de M. le
professeur *Chaussier*, d'employer l'albumine
desséchée et réduite en poudre : en effet, cette
poudre se fond dans l'eau avec la plus grande
facilité, et la liqueur qui en résulte ne mousse
pas , comme cela a lieu avec le blanc d'œuf.
Outre cela , il arrive quelquefois que l'on ne
peut de suite se procurer des œufs (1), qui bien
souvent encore ne sont pas très-frais. Aussi
M. le professeur *Chaussier* insiste-t-il, dans ses

(1) Surtout dans les hôpitaux , et particulièrement
encore dans les hôpitaux militaires.

leçons, sur l'avantage qu'il y aurait à ce que tous les pharmaciens eussent de l'albumine ainsi préparée.

Deuxième cas. Reméd'er aux eff·ts du poison. Les symptômes que dé erminent les substances âcres et corrosives étant ceux propres à une phlegmasie du canal alimentaire o dinairement très-violente et plus ou moins étendue, il est évident que l'on ne saurait combattre avantageusement ces effets que par le traitement antiphlogistique, employé dans toute sa rigueur et secondé de quelques moyens accessoires, variant suivant les indications particulières. Ainsi, si le sujet est fort, robuste et sanguin, on commence par pratiquer une ou plusieurs saignées générales ; on applique un nombre suffisant de sangsues sur l'épigastre, à l'anus ; on recouvre l'abdomen de fomentations chaudes, et l'on insiste particulièrement sur l'ingestion abondante de boissons aqueuses, mucilagineuses, albumineuses, etc. On peut, avec avantage, placer le malade dans un demi-bain d'eau tiède, et même dans un bain entier, et on l'y maintient aussi long-temps que possible.

Si l'on était fondé à croire que l'estomac contient encore une partie du poison, on favoriserait, on entretiendrait le vomissement ; et, dans le cas où la contraction spasmodique des muscles maxillaires, en empêchant l'introduction des boissons aqueuses, serait en même temps un obstacle au vomissement, il faudrait avoir recours au moyen proposé par *Boerhaave* et perfectionné ensuite par MM. *Dupuytren* et *Renault.* Il consiste à vider mécaniquement l'estomac, à l'aide d'une sonde de gomme élastique adaptée à une seringue. J'ignore jusqu'à quel point pourrait être utile ici l'injection de l'émétique dans les veines pour déterminer le vomissement. Serait-il avantageux et prudent d'employer ce moyen dans le cas où l'on ne pourrait se procurer la sonde œsophagienne? NON.

Lorsque le temps qui s'est écoulé depuis l'empoisonnement et la nature des accidens feront soupçonner le passage du poison dans l'intestin, il conviendra d'en provoquer l'expulsion par les selles, à l'aide de laxatifs doux (la casse, la manne, les tamarins), de lavemens légèrement purgatifs (un infusum de feuilles de séné, avec addition d'un sel neutre, tel que le sulfate de magnésie, etc.)

Dans le traitement de la phlegmasie gastro-intestinale produite par une substance irritante ou caustique, *Porta*, médecin italien, a re-commandé l'application de la glace pilée sur l'abdomen, et l'ingestion simultanée d'eau à la glace. Cette méthode est suivie par quelques praticiens français; et je puis assurer en avoir vu des résultats très-satisfaisans dans deux cas d'empoisonnemens, l'un par l'oxyde d'arsenic et l'autre par le vert-de-gris, le poison, dans les deux cas, ayant été préalablement expulsé par le vomissement.

Il n'est point nécessaire de dire que l'on devra revenir sur les émissions sanguines aussi souvent qu'elles seront indiquées par la violence des symptômes, la force et la fréquence du pouls, etc. : on devra encore interdire toute espèce de nourriture, tant qu'il existera des signes qui dénotent une vive irritation des viscères abdominaux.

Les indications particulières se réduisent à combiner sagement avec l'emploi de ces moyens généraux l'antidote du poison ingéré, *toutes les fois que cet antidote n'est point lui-même susceptible d'augmenter l'irritation.*

Lorsque, après l'ingestion des cantharides, l'irritation gastro-intestinale est nulle ou peu marquée, que des symptômes violens annoncent au contraire une phlegmasie intense des organes génito-urinaires, on administrera le camphre à l'intérieur (potion camphrée, eau camphrée, etc.); mais, dans tous les cas, on insistera particulièrement sur son emploi en topique. On peut, à cet effet, composer un liniment avec parties égales d'huile d'olive et de camphre : on en imbibe des compresses, dont on recouvre ensuite les régions hypogastrique et génito-perinéale. L'application de la glace pilée est également indiquée dans cette circonstance ; mais ici, comme dans toute phlegmasie violente, les saignées générales et les sangsues tiendront toujours le premier rang parmi les moyens thérapeutiques. Les bains généraux seront aussi d'un très-grand avantage.

Si l'intérieur de la bouche offrait des escharres, des ulcérations, etc., on les toucherait avec des pinceaux de charpie trempés dans un gargarisme fait avec le décoctum de feuilles d'aigremoine, de ronce, et du miel rosat, dans lequel on fera dissoudre une certaine quantité d'alun. On pourra même donner à ce gargarisme une consistance *sirupeuse* par l'addition d'un peu de gomme arabique.

Quant au traitement de la phlegmasie chronique qui succède quelquefois à l'ingestion d'une substance irritante ou corrosive, et que certains auteurs appellent si improprement *empoisonnement consécutif*, il est en tout le même que quand cette phlegmasie chronique est produite par toute autre cause.

Duobus abhinc mensibus quidam in viciniâ me rogabat ut servum inviserem, qui haud modicam mercurii sublimati corrosivi quantitatem deglutiverat. Hora ferè elapsa erat, à quâ venenum hauserat, cùm ad eum accederem, jamque os et labia valdè intumescebant. Vehementer ægrotabat, ardente ventriculi dolore, caloreque tantùm non confectus. Ego tres aquæ tepidæ congios repetitis haustibus summâ quâ potui celeritate et diligentiâ ebibendos imperavi, atque ut toties nova ingereretur copia, quoties ventriculus jam ingestam per vomitum ejecerat : volui etiam ut eluerentur intestina aquâ tepidâ, sine ullo additamento copiosè per sedem injectâ, ubi primùm ventris tormina admonerent venenum jam per inferiora exitum quærere. Paruit miser, jam vitæ avidus, et plures etiam aquæ libras quàm præscripserim, absorpsit. Amici, qui ægro ut potè in casu insolito, assiderent, abeo didicerunt, quas primùm evomuit aquas gustu perquàm acres fuisse, sale scilicet venenato plenius exsaturatas, singulis autem vicibus re-

*jectâ aliquam semper acredinis partem amit-
tere, donec tandem nihil prorsùs saperent.
Quæ mox urgebant tormina, solâ aquâ injectâ ad modum enematis leniebantur. Hoc
tamen nullo rerum apparatu..... intra paucas
horas convaluit æger, nisi quòd labia non
statim detumescerent, ore etiam à veneni particulis, quæ aquam, quam evomuerat, penitiùs
infecerant, adhuc exulcerato. Quæ symptomata diætâ è lacte solo ad quatriduum adhi-
bitâ mox evanuére.* (SYDENHAM.)

CHAPITRE V.

Application à la médecine légale.

*Moyens à l'aide desquels le médecin peut con-
stater l'empoisonnement dans les cas d'ac-
cusation médico-légale.*

Ces moyens sont :

1.° Les symptômes ou phénomènes morbides
observés sur le vivant.

2.° Les altérations que présentent les organes
après la mort.

3.° Les caractères physiques et chimiques
a. des restes de la substance suspecte, *b.* des
matières des vomissemens et des déjections,
c. de celles trouvées dans la cavité des viscères.

4.° Les expériences sur les animaux vivans.

5.° Enfin les circonstances morales.

ART. Ier *Symptómes.*

Il est hors de doute que, si la nature était uniforme dans sa marche, si les substances vénéneuses avaient une action constante et invariable et que les phénomènes morbides qu'elles déterminent ne pussent être dus à aucun autre agent, il est hors de doute, dis-je, que l'existence de cet état morbide suffirait toujours pour reconnaître et *affirmer* l'empoisonnement. Mais qu'il est loin d'en être ainsi !

La plupart des auteurs qui ont traité ce sujet ont fait des articles fort longs dans lesquels ils ont cherché à distinguer certaines affections de l'empoisonnement aigu ; mais, au lieu d'éclaircir cette matière si importante, plusieurs l'ont, ce me semble, rendue plus obscure encore, et cela pour avoir trop souvent raisonné sur les mots plutôt que sur les choses, et n'avoir pas toujours fixé d'une manière rigoureuse et invariable le sens qu'ils attachent aux termes dont ils se servent. En effet, que l'on ouvre un traité classique de pathologie, on y voit au nombre des causes déterminantes du *choléra-morbus* les préparations arsénicales, antimoniales, etc. : que l'on prenne ensuite un traité de toxicologie, on trouvera le *choléra-morbus* parmi les maladies que l'auteur veut faire distinguer de l'empoisonnement aigu, c'est-à-dire *des effets de ces mêmes préparations arsénicales, antimoniales*, etc.

La lecture et la méditation attentive de ce que les auteurs ont écrit sur cette matière, et ma propre observation, m'ont conduit à conclure 1.° que ce qu'ils nomment *empoisonnement aigu* n'est autre chose qu'une phlegmasie ordinairement très-violente d'une portion ou de la totalité du canal alimentaire *produite par une substance vénéneuse ;* 2.° que les maladies que ces auteurs cherchent à faire distinguer de l'empoisonnement aigu ne sont elles-mêmes que des irritations plus ou moins intenses du canal alimentaire, *mais non produites par une substance toxique.* Ainsi donc la difficulté n'est point de distinguer des affections différentes, mais bien de déterminer, parmi les causes nombreuses pouvant produire une seule et même affection, quelle est celle qui a agi. Or, je le demande, existe-t-il, je ne dirai pas une phlegmasie, mais un état morbide quelconque du corps humain dont les symptômes seuls soient suffisans pour faire reconnaître d'une manière *positive* à quelle cause cet état morbide est dû? Non, certes, il n'en est point. Cependant quelques personnes, s'appuyant d'autorités la plupart surannées (1), osent avancer que les symptômes seuls suffisent pour *prouver* qu'il y a empoisonnement. Non moins téméraires, d'autres ne craignent pas *d'affirmer avec assurance*, d'après les symptômes réunis à un concours de circonstances morales, hélas! trop souvent illusoires. Ces médecins regardent même comme *surpreuves* les résultats que peut fournir l'ouverture cadavérique ainsi que la découverte du corps du délit, c'est-à-dire la substance délétère. « L'au-« topsie cadavérique, la présence du poison, « et la découverte de sa nature, ajoutent sans « doute beaucoup aux indices tirés des sym-« ptômes et des circonstances morales; mais ce « n'est qu'une *perfection de plus ajoutée à la* « *connaissance d'un fait évident par lui-même.* « Contribuerons-nous au triomphe du crime,

(1) Les AUTORITÉS, quelles qu'elles puissent être, ne sont jamais que les substituts de la raison, et quiconque, au lieu d'examiner les faits et d'en déduire des conséquences, s'appuie sans cesse d'autorités sans les discuter, déclare ne pouvoir ou n'oser faire usage de sa raison.

« parce que ces SURPREUVES nous auront man-
« qué?.. » (*Fodéré.*)

De telles assertions, qui n'ont été dictées sans
doute que par l'amour de la justice et par l'horreur qu'inspire un crime, d'autant plus affreux
qu'il s'exerce presque toujours sur des bien-
faiteurs ou des proches, en même temps que
l'obscurité dont il s'enveloppe promet au scé-
lérat plus d'espoir d'impunité; de telles assertions, dis-je, ayant été émises par des hommes
investis de la confiance et de l'estime méritée
de leurs concitoyens, ne doivent être réfutées
que par des faits, et des faits positifs, constatés
d'une manière irréfragable.

Si l'on analyse ce qu'ont écrit *Arnaud de
Villeneuve, Cardan, Schenkius,* etc., sur les
signes de l'empoisonnement aigu tirés de l'examen des symptômes, on voit que les plus généraux se réduisent à l'apparition subite et à la
succession rapide de phénomènes morbides
plus ou moins violens chez une personne paraissant jouir auparavant d'une bonne santé.
Symptomata sine causâ *advenientia venenum
assumptum indicant.* CARDANUS, *de Venenis.*
lib. 2.

ART. II. *Altérations organiques.*

Quant aux signes tirés de l'état des organes après la mort, les principaux se réduisent aux deux suivans : le premier, la phlegmasie simultanée de la bouche, du pharynx, de l'estomac, et d'une étendue variable du canal intestinal; le second, que *Mahon* regarde, d'après *Hébenstret*, comme un signe *infaillible*, lorsqu'il se trouve réuni à plusieurs des autres symptômes indiqués (pag. 49 et suiv.), est la séparation de la membrane muqueuse de l'estomac.

Sallin, dans un mémoire que l'on élève journellement aux nues, mais qui, aux yeux de tout homme non prévenu et inaccessible au prestige des autorités, n'est qu'un monument ingénieux de l'esprit de son auteur plutôt qu'un recueil de faits positifs confirmés par l'expérience et l'observation; *Sallin*, dis-je, a prétendu assigner le genre d'altération de tissu propre à chaque poison. Ainsi, en parlant du sublimé, il dit : « Ce *sel ne produit jamais la* « *perforation* du tube digestif, et il ne porte « jamais son action sur la bouche ni sur l'œso- « phage (1) ; il détruit, brûle et détache la

(1) L'observation de *Sydenham* (p. 74) dément évidemment cette assertion de *Sallin* : *Os et labia valdè*

« membrane muqueuse de l'estomac, sans al-
« térer la musculaire; il étend ses traces jus-
« qu'au cœcum, et il n'excite aucune éruption
« à la peau. »

En parlant de l'arsenie : « L'arsenic produit
« à la vérité des effets assez analogues à ceux
« du sublimé; cependant il y a des différences
« notables en ce qu'il gangrène et perfore *quel-*
« *quefois* l'estomac, en ce qu'il porte son action
« sur la totalité de ce viscère, sur la bouche et
« tout le long de l'œsophage, et qu'il excite une
« éruption à la peau. »

« L'oxyde noir d'arsenic, dit M. *C. Renault*,
« et la poudre aux mouches, qui n'en diffère
« presque pas, ont la singulière propriété, lors-
« qu'ils ont agi assez de temps, et à une dose
« assez forte, de produire dans l'estomac une
« exsudation sanguine et une infiltration de
« même nature entre les tuniques de ce vis-
« cère, sans qu'on puisse y remarquer aucune
« trace d'érosion. »

« Lorsque les poisons corrosifs déterminent

intumescebant; et plus loin, *ore exulcerato à veneni
particulis.*

Le professeur *Leclerc* a rencontré les parois de l'estomac corrodées et *perforées* chez un individu mort
empoisonné par le sublimé corrosif (deuto-chlorure
de mercure.)

« des vomissemens ou des déjections sangui-
« nolentes, le sang rendu est d'une belle cou-
« leur rouge, tandis qu'il est noir dans le vo-
« missement et la diarrhée noire; outre cela,
« les poisons corrosifs développent le plus sou-
« vent une inflammation dans la bouche, l'œso-
« phage, l'estomac et le reste du canal intes-
« tinal, tandis que, dans *la maladie noire*, on
« n'observe qu'une *excoriation, une phlogose,*
« *ou une escharre* dans l'une ou l'autre partie
« du tube alimentaire. » (*Orfila*. Tox. t. 4,
p. 245.)

Dans une circonstance aussi importante, où il ne s'agit pas moins que de la vie des citoyens, de la liberté, de l'honneur des familles, un médecin judicieux ne saurait admettre légèrement de semblables propositions, qui ne sont que le fruit d'un trop petit nombre d'obser-vations, et plus souvent encore de raisonne-mens hypothétiques. Une multitude de faits positifs, que l'expérience et l'observation con-firment chaque jour, prouvent de la manière la plus évidente :

1.° Que toutes les substances corrosives, ou seulement irritantes, peuvent indistinctement déterminer l'inflammation générale, la perfo-ration, la gangrène, le sphacèle du canal alimentaire, la séparation de la membrane muqueuse de l'estomac, des éruptions, des exanthémes, des plaques gangréneuses de la peau, etc. (1).

2.º Que tous ces effets peuvent être dus à d'autres agens appréciables ou non pour nous.

5.º Que la mort a pu être occasionnée par des substances corrosives sans que l'on ait observé dans les organes aucune altération notable.

OBSERVATIONS.

Ab ingestione gelidi potûs, æstuante corpore, mortem post intolerabiles anxietates *intra* paucas horas *factam vidi.* (*Van Sw.* comm. *Boer.* aph.)

Rhodius cite le fait d'un enfant mort après avoir mangé une trop grande quantité de raisin, et dont l'*estomac* fut trouvé *perforé.* (Bon. *Sepulcr.* lib. 3.)

Un seigneur de la cour, mort d'une esquinancie maligne, ayant été ouvert, on trouva que le corps était tout boursoufflé, qu'il était sorti du sang par le nez et par les oreilles en grande abondance; que le cou et le haut de la poitrine étaient livides et sphacelés; les glan-

(1) *Sallin* lui-même a dit : « A l'ouverture du cadavre d'un homme mort empoisonné, et de l'estomac duquel on a retiré un gros d'*arsenic* en poudre, on n'a trouvé *rien contre nature dans la bouche et dans l'œsophage.* »

des thyroïdes comme gangrenées et sphacelées. *Le commencement de l'œsophage* était *dans une semblable disposition ;* les poumons étaient noirs dans toute leur étendue, et pleins d'un sang noir et grumelé ; le *diaphragme était enflammé* et *altéré dans la partie cave qui regarde l'estomac ;* il y avait *épanchement de deux palettes ou environ de sang noir dans l'estomac, et il y avait, sur sa membrane interne, une place noire, longue de cinq pouces sur trois de large, qui s'enlevait aisément.* Le foie était noir extérieurement, et altéré dans sa partie concave qui touchait l'estomac. On conviendra que ces impressions trouvées dans l'ouverture d'un corps que l'on *soupçonnerait* avoir été empoisonné seraient *décisives,* au lieu que, dans le corps dont il s'agit, elles n'étaient que des marques d'une inflammation très-maligne qui s'était communiquée du pharynx à l'estomac et aux parties voisines, comme les médecins et chirurgiens très-habiles qui étaient présens à cette ouverture, après avoir vu le malade dans la maladie dont il était décédé, en jugèrent sagement, joignant aux impressions trouvées dans le cadavre les circonstances qu'ils avaient observées pendant la maladie de ce seigneur. (*Deveaux*, Rapp. en chirur. p. 395).

Parvenu à l'âge de 76 ans, le célèbre *Darcet,*

père du savant chimiste du même nom , con-
servait toutes ses facultés morales , et jouissait
d'une bonne santé; seulement, depuis quelque
temps il éprouvait parfois, mais rarement, des
douleurs passagères à l'estomac. Le 11 février
1801, il alla dîner chez un de ses amis, M. B...;
il y passa, suivant sa coutume , une partie de
la soirée , et y fut même plus gai qu'à l'ordinaire. Rentré chez lui , sur les onze heures
du soir, il se coucha et dormit tranquille-
ment; mais, sur les quatre heures du matin,
il éprouve tout à coup une douleur violente à
l'estomac , qui persiste avec plus ou moins
d'intensité. Malgré l'usage des différens moyens
que l'on emploie , le malade est couché sur le
côté, courbé en devant, les membres pliés et
rapprochés du tronc; son teint est pâle, l'œil
abattu, jaunâtre; le pouls fréquent, serré; la
soif excessive, les extrémités froides, les hypo-
chondres tendus : il y a une évacuation alvine
abondante et très-fétide, qui paraît le sou-
lager un instant; enfin, dans un effort d'ex-
pectoration, la gorge se remplit d'une sérosité
visqueuse, brunâtre, dont une partie coule de
la bouche, et il meurt vingt heures après l'invasion de la douleur. A l'ouverture du corps,
on trouva dans l'abdomen une certaine quantité de liquide épanché , qui provenait évidem-

ment des potions que le malade avait prises, et l'on aperçut à l'estomac, près de sa grande courbure, un trou arrondi, de la grandeur d'une lentille, environné de quelques autres plus petits. En examinant l'intérieur de ce viscère, on vit, à l'endroit de la perforation, que les membranes qui forment les parois de l'estomac étaient détruites dans une étendue d'environ deux centimètres, de sorte qu'il ne restait plus que la membrane qui forme la tunique extérieure de l'organe. On trouva aussi, un peu plus loin, une semblable érosion des membranes intérieures, et l'une et l'autre de ces érosions étaient circonscrites par un petit bourrelet blanchâtre, arrondi, et légèrement saillant. (*Chaussier*, Cons. méd.-lég. en faveur de Dominique François.)

Un jeune homme de vingt-huit à trente ans, paraissant jouir d'une bonne santé, sort le matin après avoir pris un verre de vin et d'eau et quelques onces de pain. En retournant chez lui, vers les quatre heures du soir, il s'arrête tout à coup, saisi par une douleur énorme qui le force de se courber fortement en serrant son ventre avec ses bras. Au bout d'une demi-heure, il regagne son logis avec la plus grande peine, se jette en travers sur son lit, où il vomit une gorgée du pain et du vin qu'il avait pris le matin. Les muscles de l'abdomen étaient dans une contraction si violente, que la paroi antérieure de cette cavité paraissait collée à la colonne vertébrale, et offrait la dureté d'une planche; la figure était décomposée, et le pouls extrêmement petit et vite. Une potion anodine, des fomentations émollientes, des lavemens, le bain, la saignée, furent successivement et inutilement employés. Après avoir passé toute la nuit dans les plus cruelles souffrances, le malade mourut à quatre heures du matin. A l'ouverture de l'abdomen, il sortit d'abord une grande quantité de gaz; puis on trouva un épanchement composé des liquides que l'on avait donnés au malade, et on découvrit, dans la petite courbure de l'estomac, à un pouce environ du pylore, un trou du diamètre d'une ligne et demie, arrondi comme s'il eût été fait avec un emporte-pièce, et environné d'un cercle rouge très-étroit. » (*Al. Gérard*, Mém. sur les perfor. spont. de l'estomac.)

Les ouvrages de *Salmuth, Valsalva, Morgagni, Lieutaud*, le mémoire de M. *Gérard*, la dissertation précieuse de M. *Morin* sur l'érosion, et surtout les leçons orales de M. le professeur *Chaussier*, m'auraient fourni un plus grand nombre d'observations analogues, mais un seul fait de cette nature, bien constaté, suffira toujours pour dicter la conduite de tout homme sage et prudent.

D. Buonolume, soldat au régiment des gardes italiennes, meurt après avoir fait un usage long-temps continué du sublimé corrosif pris à l'intérieur. A l'ouverture du cadavre, on trouva d'abord toute la superficie des intestins légèrement rouge et recouverte d'une matière purulente, provenant d'une grande quantité d'eau, de même purulente, qui croupissait dans l'abdomen. Le foie, augmenté de volume, s'avançait beaucoup vers l'hypochondre gauche, et couvrait entièrement l'estomac. En relevant le foie, on trouva sur l'arc inférieur de l'estomac, près du pylore, un trou de forme presque ronde, où l'on pouvait passer facilement l'extrémité du doigt annulaire. (*Cirillo*, Mal. siphilitiques. p. 309.)

Une jeune fille, dit *Ettmuller* fils, ayant pris de l'arsenic, vomit beaucoup pendant la nuit, et fut trouvée morte le lendemain. Il ne se présenta cependant dans le cadavre rien qui indiquât l'effet de ce poison, excepté que la peau avait une teinte livide et bleuâtre; point d'inflammation, de gangrène, ni de fétidité dans l'estomac et les intestins, quoiqu'on eût retiré du ventricule une poudre blanche, que l'on reconnut être de l'arsenic. On découvrit aussi dans la maison des paquets de cette même poudre. (*Eph. cur. nat.*)

Un homme robuste et de moyen âge avala de l'acide arsénieux en gros fragmens, et il mourut sans avoir éprouvé d'autres symptômes que de légères syncopes. A l'ouverture de l'estomac, on trouva qu'il contenait l'acide arsénieux presque dans le même état dans lequel il avait été pris. (*Orfila*, d'après M. le professeur *Chaussier.*)

J'ai omis, à dessein, de parler d'autres prétendus signes d'empoisonnement, qu'il me suffira d'énoncer pour les faire apprécier à leur juste valeur.

On a avancé que les oiseaux de proie et autres animaux carnassiers ne veulent point pour pâture des cadavres des personnes mortes empoisonnées. Thucydide rapporte la même chose des pestiférés d'Athènes. Quelques imitateurs serviles des sottises des anciens ont dit que le cœur, une fois imbu de poison, ne pouvait plus être consumé par les flammes, et ils ont cité à l'appui l'exemple de Germanicus et de Jeanne-d'Arc !.. Plusieurs médecins ont regardé comme un indice certain de poison l'existence d'un petit ulcère dans la partie supérieure de l'estomac. D'autres ont tiré des inductions du météorisme du ventre, de l'état

entr'ouvert des yeux, de la chaleur, de la flexi-
bilité des membres, de la coagulation ou liquidité du sang, de la prompte putréfaction du
cadavre, etc., etc., etc.

Morgagni a fait sentir, avec toute la sagacité
qui caractérise ce grand médecin, combien la
plupart de ces opinions sont absurdes et ridi-
cules. Enfin, je passerai encore sous silence
l'application que, dans ces derniers temps,
l'on a voulu faire des connaissances galvani-
ques pour constater l'empoisonnement par les
substances *narcotiques*.

ART. III. *Analyse physique et chimique.*

Puisque, d'après les observations que j'ai
rapportées dans l'article précédent, il est incontestable que les symptômes et les altérations organiques ne peuvent et ne doivent être
aux yeux du médecin que des moyens très-
secondaires pour constater l'empoisonnement,
l'expert doit donc donner la plus grande attention à l'examen, 1.º des substances qui lui
seront présentées comme suspectes; 2.º des
matières des vomissemens et des déjections;
3.º de celles trouvées dans la cavité des viscères. Cet examen seul peut fournir des don-
nées certaines, des notions positives sur l'empoisonnement.

Pour tracer avec ordre la marche que doit suivre l'expert, et afin de ne pas m'exposer à des répétitions fastidieuses, je supposerai deux cas : ou l'individu est vivant, ou il est mort. Dans le premier cas l'expert peut agir *a.* sur les restes de la matière suspecte, *b.* sur les matières vomies et rendues par les selles. Il peut de plus, dans le second cas supposé, agir sur les matières contenues dans le canal alimentaire, et sur les tissus eux-mêmes.

Premier cas. a. L'expert peut agir sur les restes de la matière suspecte.

S'il est vrai de dire que, marchant de pair avec les autres branches de la physique générale, qui depuis un demi-siècle a fait des progrès immenses, la chimie est aujourd'hui susceptible d'une précision pour ainsi dire mathématique, lorsque ses analyses ont pour sujet les substances minérales, nous devons avouer également qu'elle est bien éloignée de nous fournir des résultats aussi positifs, aussi satisfaisans, quand elles s'exercent sur les êtres organisés ou sur leurs produits immédiats. Pénétré de cette vérité incontestable, l'expert devra toujours, avant de tenter aucun essai sur les substances qui lui seront présentées, les soumettre à une analyse rigoureuse des sens : en effet, si l'emploi trop précipité des moyens chi-

miques et du calorique en particulier, l'expose
à perdre la *preuve matérielle* de l'empoisonnement, en rendant méconnaissables, en déna-
turant même les substances végétales et animales, d'un autre côté, l'examen préalable des
caractères physiques, l'*analyse physique* en un
mot, qui seule peut fournir des notions certaines pour les poisons du règne organique,
pourra encore, dans certaines circonstances,
éveiller l'attention, et indiquer même diverses
expériences que l'on devra tenter sur les substances minérales.

Dans les empoisonnemens par les substances
vénéneuses tirées du règne organique, l'expert
est à la vérité privé du précieux avantage et
des lumières de l'analyse chimique; mais cette
imperfection paraîtra bien moindre si l'on considère que rarement ces sortes de toxiques font
l'objet des recherches médico-légales. En effet,
les scélérats les croient en général peu capables
de remplir leurs vues homicides : ils craignent
que leur peu de constance dans leurs effets ne
soit une chance heureuse pour la victime qu'ils
brûlent d'immoler à leur haine. En outre, la
plupart douées d'une odeur vireuse, d'une
saveur âcre plus ou moins forte, les substances
organiques ne sauraient être administrées à des
doses suffisantes pour être mortelles, sans que

la personne à qui elles seraient présentées ne s'en aperçût et ne les repoussât aussitôt. Enfin, cet inconvénient cessera d'en paraître un si l'on réfléchit que les propriétés physiques seules feront presque constamment reconnaître celles des substances organiques, qui, à cause de leur énergie et de leur nocuité sous un petit volume, pourraient être employées par le lâche assassin. C'est ainsi qu'une poudre d'apparence lamelleuse, offrant des points brillans, verts, iridés, décélera partout les cantharides, quelque divisés que l'on suppose ces insectes, quelles que soient les substances avec lesquelles ils se trouvent mêlés.

Je passe à l'examen des substances minérales; et, afin de présenter dans un cadre plus rétréci les diverses expériences que nécessite leur recherche, j'ai dressé deux tableaux où ces expériences se trouvent indiquées dans l'ordre suivant lequel elles devront être faites, selon que la substance est solide ou liquide. Mais auparavant, il me semble indispensable d'exposer les règles générales qui suivent.

1.º L'expert devra toujours fractionner la substance qu'il veut essayer, de telle sorte que, quel que soit le nombre d'expériences qu'il ait faites, il lui reste toujours une fraction de cette substance intacte.

2.° Il ne doit jamais commencer ses recherches qu'après avoir disposé d'avance tout l'ap-
pareil et tous les réactifs dont il prévoit avoir
besoin. Jamais il n'emploiera que des réactifs
dont il connaisse bien la nature et la pureté.

3.° Lorsqu'une ou deux expériences premières ont déjà fourni quelques indices sur la
nature et l'espèce de poison, il convient, pour
rendre la démonstration plus frappante, de
préparer une liqueur analogue, et de faire
simultanément et comparativement les mêmes
expériences sur l'une et sur l'autre. Ceci est
également applicable aux liquides trouvés dans
la cavité des viscères.

4.° Si les liquides sur lesquels on opère
étaient trop abondans et ne donnaient, par
les réactifs, aucun résultat sensible à cause de
leur peu de concentration, il faudrait les rap-
procher, à l'aide d'une évaporation graduée,
dans une capsule de porcelaine.

5.° Enfin l'expert ne doit jamais faire ses
expériences sans que le commissaire délégué
pour cet objet ne soit présent. Si elles ne sont
point terminées dans une séance, le commissaire enfermera dans un endroit convenable
les pièces d'examen, y mettra un scellé dont
on vérifiera l'intégrité avant de continuer les
expériences commencées.

TABLEAU POUR L'ESSAI DE TOXICOLOGIE DE T. HARMAND DE MONTGARNY.

	RÉACTIFS.	RÉSULTATS.	RÉACTIFS.	RÉSULTATS.	RÉACTIFS.	RÉSULTATS.	NOMS DES SUBSTANCES VÉNÉNEUSES.
SOLIDES — SOLUBLES (dans l'eau distillée, en totalité ou en partie.) — INODORES	Hydro-sulfates alkalins — Précipitant — en brun ou noir	Hydrate de potasse	Préc. blanc	Acide hydrochlorique	Préc. blanc / Préc. nul	Sels de plomb / Nitrate de bismuth
			Préc. jaune serin	Ammoniaque liquide	Préc. bleu	Deuto-chlorure de mercure
			Préc. bleu	Hydro-cyanate de potasse ferrugineux	Préc. cramoisi	Sels de cuivre
			Préc. brun olivâtre	Acide hydro-chlorique	Préc. blanc, abondant et caillebotté	Nitrate d'argent
			Préc. nul à froid	Proto-hydro-chlorate d'étain	Préc. pourpre	Chlorure d'or
			Préc. vert ou rouge	Hydro-cyanate de potasse ferrugineux	Préc. bleu, plus ou moins foncé	Sulfates de fer
	en rouge orangé	Tannin par (1)	Préc. blanc laiteux			Tartrate de potasse et d'antimoine
	en chamois	Hydro-chlorate d'or	Préc. pourpre plus ou moins foncé			Proto-chlorure d'étain
	en jaune	Nitrate d'argent	Préc. bleu caillebotté	Hydro-cyanate de potasse ferrugineux	Préc. blanc	Deuto-chlorure d'étain
			Préc. jaune serin pâle	Sels de cuivre	Préc. vert-pré	Arsénite de potasse ou un sous-[sel]
			Préc. rouge-brique	Sels de cuivre	Préc. blanc bleuâtre	Arséniate de potasse ou de la soude
	en blanc	Eau de baryte	Préc. blanc insoluble	Ammoniaque liquide	Préc. blanc qu'un excès d'alcali { redissout / ou ne redissout pas (2) }	Sulfate de zinc / Sulfate d'alumine et de potasse
	Ne précipitant pas — Sirop de violettes — est verdi	Sous-carbonate de potasse	Préc. blanc insoluble / Préc. peu sensible, soluble dans un excès d'acide			Baryte / Chaux
		Acide hydro-sulfurique	Préc. nul			Potasse et sous-carbonate de potasse
	n'est point verdi	Sous-carbonate d'ammoniaque	Préc. jaune doré / Préc. blanc / Préc. nul	Hydro-chlorate de platine / Nitrate d'argent / Chaux vive en poudre	Préc. jaune serin / Préc. nul / Préc. d'un beau vert-pré / Préc. blanc caillebotté / Odeur ammoniacale / Odeur nulle	Azote et sous-carbonate de soude / Oxide blanc d'arsenic / Hydro-chlorate de baryte / Nitrate de baryte / Hydro-chlorate d'ammoniaque / Nitrate de potasse
SOLIDES — SOLUBLES — ODORANTES	Odeur d'œufs pourris	Acide acétique	Gaz acide hydro-sulfurique			Sulfure de potasse ou de soude
	Odeur d'ammoniaque	Chaux vive en poudre	Ammoniaque			Sous-carbonate d'ammoniaque
SOLIDES — INSOLUBLES — BLANCHES	Acide nitrique	Solutum { sans effervescence qui, par — l'eau distillée / avec effervescence qui, par — l'ammoniaque }	Préc. blanc / Préc. nul / Préc. blanc / Préc. nul			Sous-nitrate de bismuth / Oxide de zinc / L'arsénite de plomb / Carbonate de plomb
		Insolubilité complète	Acide hydro-chlorique	Dissolution incolore qui, par — l'eau distillée	Préc. blanc / Préc. nul	Par-oxide d'antimoine / Par-oxide d'étain
SOLIDES — INSOLUBLES — ROUGES	Acide hydro-chlorique	Solutum { avec dégagement d'acide hydro-sulfurique / sans dégagement d'acide hydro-sulfurique }				Sulfate hydro-sulfuré d'antimoine / Deuto-oxide de mercure
		Insolubilité complète	Potasse caustique et nitrique	Mercure métallique / Arsenic métallique		Sulfate rouge de mercure / Sulfure rouge d'arsenic
SOLIDES — INSOLUBLES — NOIRE	Acide hydro-chlorique / Chaleur rouge	Poudre blanchâtre (protochlorure de mercure) / Globules mercuriels				L'antimoine de mercure / Sous-hydro-chlorate de mercure
SOLIDES — INSOLUBLES — JAUNES	Acide hydro-chlorique	Solutum avec dégagement d'acide hydro-sulfurique / Insolubilité complète	Potasse caustique et nitrique	Arsenic métallique		Sous-hydro-sulfate rouge d'antimoine / Sulfure jaune d'arsenic
LIQUIDES — n'altèrent la couleur du tournesol, et ne précipitent pas par l'ammoniaque — inodores, ou n'ayant point une odeur caractéristique	Verre	Est corrodé			Préc. blanc insoluble dans l'acide nitrique	Acides : hydro-fluorique (fluorures), citriques, hydro-chloriques, phosphorique, nitrique, sulfurique, hydro-chlorique
	Cuivre et température ordinaire	Décomposition { nulle / a lieu avec dégagement de vapeurs rouges orangées (acide nitreux) }	Eau de baryte / Nitrate d'argent / Évaporation à siccité (par l'acide nitreux)	Préc. blanc / Préc. blanc, caillebotté, insoluble dans l'acide nitrique / Masse fusible, vitrifiable, dont la calcination avec du charbon fournit du phosphore		Ammoniaque liquide / Chaux liquide
LIQUIDES — odorantes, etc.	odeur de soufre qui brûle / odeur d'œufs pourris / odeur d'acide volatil / odeur acétoselle et une couleur jaune verdâtre					

n'altèrent pas la couleur du tournesol, ou la rougissent faiblement, et précipitent par l'ammoniaque. (Ce ne peut être que le solutum des substances solides examinées ci-dessus.)

Mais tous ces réactifs ne doivent être considérés que comme des indices préparatoires, des moyens d'essai qui éveillent l'attention, et mettent sur la voie des procédés qu'il convient d'employer pour parvenir à une analyse exacte, à la connaissance de la véritable composition du corps que l'on examine ; enfin ils ne peuvent jamais fournir une preuve complète, si l'on n'a pas suivi avec soin les phénomènes de leur action, et surtout si, par des procédés ultérieurs, on n'a pas déterminé LA NATURE DES RÉACTIFS, QUI SEULS PEUVENT se joindre former les caractères essentiels de la substance que l'on recherche. Ainsi, comme presque tous les empoisonnemens faisant l'objet des recherches médico-légales, ont lieu par les composés métalliques, on devra recueillir avec soin tous les précipités obtenus, après les avoir fait sécher, on en mettra une certaine quantité, avec partie égale de potasse caustique et de charbon pilé, dans une petite cornue en verre (3) munie d'un tube recourbé plongeant dans un récipient : on chauffe ensuite jusqu'au rouge. Si le métal, formant la base des précipités, est volatil à ce degré de température (et ce ne peut être que l'arsenic ou le mercure), il se sublime dans le col de la cornue où il se condense ; le premier, sous forme de lames métalliques d'un gris d'acier, et le second, sous forme de globules mercuriels. Il peut arriver que la quantité d'arsenic ou de mercure métallique obtenue soit si petite et divisée sur une surface si grande, qu'elle échappe à l'inspection la plus attentive, et ne présente que l'aspect d'une poudre noirâtre ou grisâtre (4) ; dans ce cas, on brise le col de la cornue en plusieurs petits fragmens que l'on nettoie avec de l'acide nitrique parfaitement pur, et l'on traite ensuite la liqueur par les réactifs appropriés. Si le métal n'est point volatil, il reste, dans le fond de la cornue, recouvert du sous-carbonate de potasse. Dans le cas où cette calcination n'éclairerait pas sur la nature des précipités, on la recommencerait en plaçant le mélange dans un petit creuset que l'on chaufferait jusqu'au rouge pendant quelque temps. Par ce moyen, on pourrait obtenir au fond du creuset une substance métallique, brillante, dont les propriétés physiques suffiront quelquefois pour en déterminer la nature ; mais, dans tous les cas, il est indispensable de soumettre le métal à l'action de l'acide nitrique pur et à 04 degrés ; et si cette opération ne fournit pas encore des caractères assez tranchés, on emploiera les moyens ultérieurs convenables pour parvenir à la connaissance positive de la nature du métal. Ainsi, lorsqu'on le traite par l'acide nitrique pur, et à l'aide d'une douce chaleur, si le métal obtenu est

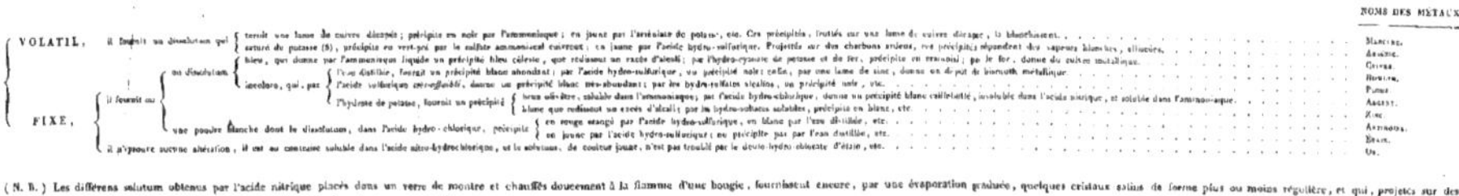

			NOMS DES MÉTAUX.
VOLATIL,	il fournit un dissolution qui	ternit une lame de cuivre décapée ; précipite en noir par l'ammoniaque ; en jaune par l'arséniate de potasse, etc. Ces précipités, frottés sur une lame de cuivre décapée, la blanchissent.	MERCURE.
		saturé de potasse (5), précipite en vert-gris par le sulfate ammoniacal cuivreux ; en jaune par l'acide hydro-sulfurique. Projetés sur des charbons ardens, ces précipités répandent des vapeurs blanches, alliacées.	ARSENIC.
FIXE,	ou dissolution — bleu, qui donne par l'ammoniaque liquide un précipité bleu céleste, que redissout un excès d'alcali ; par l'hydro-cyanure de potasse et de fer, précipite en marron ; par le fer, donne du cuivre métallique.		CUIVRE.
	incolore, qui par — l'eau distillée, fournit un précipité blanc abondant ; par l'acide hydro-sulfurique, un précipité noir ; enfin, par une lame de zinc, donne un dépôt de bismuth métallique.		BISMUTH.
	il fournit ou — l'acide sulfurique concentré, donne un précipité blanc très-abondant ; par les hydro-sulfates alkalins, un précipité noir, etc.		PLOMB.
	l'hydrate de potasse, fournit un précipité — brun olivâtre, soluble dans l'ammoniaque ; par l'acide hydro-chlorique, donne un précipité blanc caillebotté, insoluble dans l'acide nitrique, et soluble dans l'ammoniaque.		ARGENT.
	blanc que redissout un excès d'alcali ; par les hydro-sulfates solubles, précipite en blanc, etc.		ZINC.
	une poudre blanche dont la dissolution, dans l'acide hydro-chlorique, précipite — en rouge orangé par l'acide hydro-sulfurique, en blanc par l'eau distillée, etc.		ANTIMOINE.
	en jaune par l'acide hydro-sulfurique ; ne précipite pas par l'eau distillée, etc.		ÉTAIN.
	il n'éprouve aucune altération, il est au contraire soluble dans l'acide nitro-hydrochlorique, et le solutum, de couleur jaune, n'est pas troublé par le deuto-hydro-chlorate d'étain, etc.		OR.

(N. B.) Les différens solutum obtenus par l'acide nitrique placés dans un verre de montre et chauffés doucement à la flamme d'une bougie, fournissent encore, par une évaporation graduée, quelques cristaux salins de forme plus ou moins régulière, et qui, projetés sur des charbons allumés, en activent la combustion ; ils fusent, comme on le dit communément.

(1) C'est le tannin obtenu de la noix de galle, au moyen de l'éther, d'après le procédé de M. Lassaigne. (Jour. pharm., février 1818.)
(2) Au moins d'une manière sensible.
(3) Si l'on opère sur de très-petites quantités, il est infiniment préférable de se servir d'un petit tube de verre tiré à la lampe par son extrémité ouverte, ainsi que l'a conseillé M. Orfila.

(4) Ceci a surtout lieu lorsqu'on agit sur les matières rancies ou trouvées dans la cavité des viscères, et sur les tissus organiques, parce qu'alors il se dégage une quantité plus ou moins grande d'huile pyrogénée et fuligineuse, etc.
(5) De manière à former non-seulement un nitrate, mais encore un arsénite.

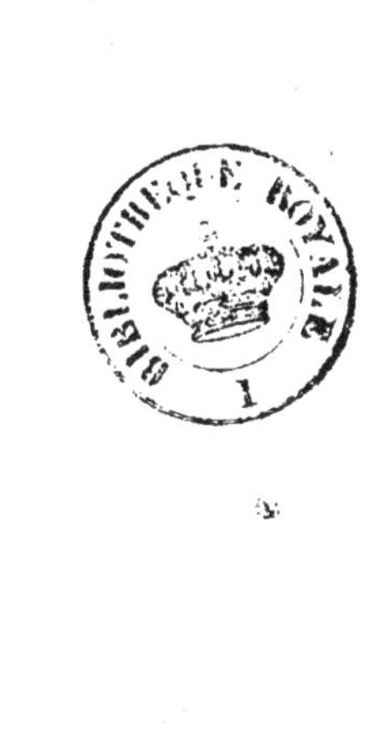

B. L'expert peut agir sur les matières des vomissemens et des déjections.

La conduite à tenir dans cette circonstance étant absolument la même que lorsqu'il faut déterminer la nature des matières trouvées dans la cavité des viscères, je réunirai sous un même chef ces deux cas entièrement identiques pour la pratique.

Deuxième cas. L'individu est mort.

Requis par l'autorité pour prononcer sur le genre de mort d'un individu que l'on croit avoir été empoisonné, le médecin doit être pénétré de l'importance, de la difficulté des fonctions qui lui sont confiées; et comme ses observations et les conséquences qu'il en déduit doivent avoir la plus grande influence sur les suites, il doit être calme au milieu du trouble et de l'agitation qui l'environnent; *sourd à la clameur publique,* aux raisonnemens vagues, aux conjectures hasardées, parfois dénuées de fondement, que se permet si souvent le vulgaire. Inaccessible aux préjugés, l'expert doit en quelque sorte s'isoler des passions humaines : *Oportet hoc in casu animum habere ab omni adfectu et perturbatione liberum ac vacuum.* (Seibizius *in Ex. vuln.* p. iii.)

Il convient donc d'écarter de ces opérations la foule importune des curieux, qui troublent et fatiguent par leurs colloques, leurs questions indiscrètes, leurs raisonnemens prématurés, et de n'y admettre que les personnes nécessaires.

Le commissaire délégué pour cet objet étant présent, l'expert procédera à l'inspection cadavérique. Il notera d'abord avec le plus grand soin toutes les particularités que peut offrir l'extérieur du corps (l'état de contraction des muscles, l'expression de la physionomie, les taches, les ecchymoses de la peau, etc.) Il passera ensuite à l'ouverture des cavités splanchniques, en commençant par l'examen du thorax, de la bouche, du cou, et terminant par l'abdomen. Ainsi « après avoir observé et noté soi-
« gneusement l'état extérieur des organes, on
« fait à la partie supérieure de l'œsophage deux
« fortes ligatures bien serrées, et séparées d'en-
« viron deux décimètres : on place de sembla-
« bles ligatures sur le rectum et sur le cordon
« des vaisseaux et canaux qui se trouvent à la
« face intestinale ou concave du foie, et, après
« avoir coupé entre les deux ligatures que l'on
« a faites, on détache, on enlève avec précau-
« tion l'œsophage, l'estomac, et la masse intes-

« tinale, que l'on place sur un drap propre et
« plié en plusieurs doubles. Alors on examine
« de nouveau la surface des parties; on l'abs-
« terge avec une éponge; on ouvre dans toute
« sa longueur l'œsophage et l'estomac; on re-
« cueille dans un vase de verre ou de faïence
« les liqueurs ou substances qui s'y trouvent;
« enfin, il convient de laver la cavité de ces
« viscères avec de l'eau distillée, pour enlever
« toutes les parties solubles qui s'y trouvent ou
« adhéreraient à leur surface, et l'on conserve
« séparément cette liqueur des lotions pour
« procéder ensuite à son examen par les moyens
« convenables. Mais si, comme il arrive quel-
« quefois, les parois de l'estomac ou de l'intes-
« tin ont été gangrenées, rongées, perforées,
« et ont laissé échapper dans l'abdomen les
« fluides ou substances qu'ils contenaient, il
« faut recueillir avec soin ces différentes sub-
« stances, les absorber avec une éponge que
« l'on exprime dans un vase; on fait ensuite
« des ligatures au-dessus et au-dessous des per-
« forations, puis on sépare, on enlève, comme
« il a été dit, toute la masse intestinale, pour
« procéder plus exactement à un examen ul-
« terieur. » *(Chaussier.)*

Que les lésions observées dans les cavités

thoracique et abdominale soient ou non suffisantes pour justifier la mort, on doit toujours examiner l'encéphale et ses annexes. Un rapport qui ne spécifie pas que toutes ces précautions ont été prises, dit M. *Fodéré*, doit être frappé de nullité, parce qu'effectivement il est impossible de pouvoir conclure rien de positif de l'autopsie cadavérique.

Les matières des vomissemens, celles trouvées dans la cavité des viscères, se composant ordinairement de substances visqueuses, molles et solides, tel que des débris d'alimens, etc., il faut les passer à travers un linge fin. Il conviendrait même, si elles étaient trop épaisses, de les délayer avec une certaine quantité d'eau distillée ; et l'on opère ensuite sur la portion liquide, ainsi qu'il est indiqué p. 54. Mais c'est ici, plus que nulle part, le lieu de rappeler combien il est essentiel, important de ne considérer les réactifs que comme de simples moyens d'essai. En effet, quelles erreurs graves ne s'exposerait pas à commettre l'expert qui s'en rapporterait uniquement aux apparences premières, aux changemens de couleur de la liqueur, à la présence ou à l'absence des précipités, aux diverses nuances de ces derniers,

Après avoir fait dissoudre un grain de sublimé corrosif et un gros de bile dans une once d'eau distillée, M. *Marc* y instilla quelques gouttes d'ammoniaque, et n'obtint aucun précipité, même après plusieurs heures de repos : le même solutum, traité par la potasse caustique, n'a pas précipité davantage : enfin un solutum de sous-carbonate de soude a fait louchir une liqueur semblable d'une manière presque imperceptible. Ces expériences prouvent quelle doit être la circonspection et la réserve du médecin dans les conclusions qu'il tire de ces sortes d'essais.

Le jus de viande, contenant de l'acide arsénieux, ne précipite point par le sulfate de cuivre ammoniacal. (*Roloff* et *Bucholz.*)

Quant à la portion solide obtenue par la filtration des matières vomies, etc., on en mettra une partie dans une cornue de verre avec une certaine quantité de potasse caustique, et on chauffera jusqu'au rouge. Mais, avant cette opération, on aura dû en séparer les matières pulvérulentes ou cristallines qu'elle pourrait contenir, et sur lesquelles on ferait les essais indiqués au tableau, pag. 94.

Dans le cas où la portion liquide ne fournirait, par les réactifs, aucun résultat sensible, ou si les résultats obtenus étaient contradictoires et par conséquent inadmissibles, on procéderait à l'évaporation dans une capsule de porcelaine ou de verre, et on opérerait ensuite sur le résidu ou magma, comme il a été dit pour la portion solide.

Si les lésions observées dans les organes, et les diverses expériences tentées sur les matières trouvées dans la cavité des viscères avaient fourni de fortes suspicions sur l'existence de l'empoisonnement par une substance âcre ou corrosive, sans que cependant on ait pu retrouver cette substance, il faudrait alors opérer sur les tissus eux-mêmes. Je ne pense pas qu'il soit toujours besoin, ainsi qu'on l'a conseillé, de les faire préalablement bouillir dans de l'eau distillée, pour agir ensuite séparément sur les liquides et les solides. En effet, indépendamment de ce que, dans certains cas, le poison, intimement combiné à la matière animale (le sublimé corrosif, l'acétate de plomb, etc.), est insoluble dans l'eau, tous les précipités que l'on pourrait obtenir devant être eux-mêmes réduits pour avoir quelque valeur, il me semble beaucoup plus simple et plus commode de procéder de suite à la calcination. A cet effet, on coupera menu l'estomac, les intestins, etc., et on les mettra avec de la potasse caustique dans une cornue en verre, que l'on chauffera ensuite fortement. Du reste, la conduite est en tout la même que lorsqu'on opère sur les précipités, pag. 94.

M. *Orfila*, dont le zèle infatigable a déjà fait faire de si grands progrès à la toxicologie, a eu la bonté de me donner connaissance, quelques instans avant l'impression de cette feuille, d'un nouveau procédé extrêmement ingénieux, à l'aide duquel on parvient à démontrer la plus petite quantité d'arsenic dans les matières vomies ou trouvées dans la cavité des viscères. Ce procédé, dû à M. *Rapp*, mais que M. *Orfila* a considérablement modifié, consiste à comburer les matières solides par le nitrate de potasse au lieu d'employer l'acide nitrique (1). De cette manière on obtient dans le matras un sous-arséniate de potasse fixe, dont on sature l'excès de base par l'acide nitrique. On démontre ensuite l'existence de cet arséniate par le nitrate d'argent, par l'hydro-chlorate peu acide de cobalt, etc., par la *réduction des précipités.*

« Enfin, quel que soit le résultat des recher-

______

(1) Cette opération, extrêmement longue, exige bien des précautions, dans le détail desquelles je ne saurais entrer ici, et que M. *Orfila* doit incessamment faire connaître.

ches et des essais que l'on aura faits, il est toujours nécessaire, indispensable, pour prévenir toute discussion ultérieure, assurer la justesse de ses conclusions, de conserver dans un flacon une partie des liqueurs que l'on aura trouvées dans la cavité des viscères; mais, comme souvent ces liqueurs se trouvent mêlées à des substances animales putrescentes, il convient d'y ajouter une certaine quantité d'alcohol très-pur, dont on conservera de même un échantillon dans un flacon séparé, étiqueté, et qui, ainsi que les autres, sera déposé au greffe du tribunal qui a fait la réquisition ». (*Chaussier.*)

ART. IV. *Expériences sur les animaux vivans.*

Ces sortes d'expériences, qui consistent à administrer à des animaux domestiques (les chiens surtout) les matières suspectes ou celles trouvées dans la cavité des viscères, ont été mises en usage à une époque où la chimie était encore au berceau, ou même totalement ignorée. On les a conseillées, dans des temps plus modernes, pour remplacer l'analyse chimique, dont les secours sont absolument nuls dans les empoisonnemens par les poisons végétaux ou animaux; et suivant la nature des résultats fournis par cette expérience, on en

conclut pour ou contre l'empoisonnement.
Mais 1.º l'on sait que telle substance peut être
vénéneuse pour l'homme et ne l'être pas pour
d'autres animaux, et *vice versâ;* 2.º l'action
morbide peut en outre produire une altération, une dégénérescence de nos humeurs à
un tel point, qu'elles peuvent occasionner une
mort prompte et violente aux animaux auxquels on les fait avaler. Un enfant mourut
d'une fièvre tierce qui, après l'avoir exténué,
le conduisit à la mort au milieu de terribles
convulsions. On trouva dans son estomac et
les intestins beaucoup de bile verte qui teignait
le scalpel de couleur violette. Ayant trempé la
pointe du scalpel dans cette bile, on en blessa
deux pigeons, qui périrent presqu'à l'instant
dans de violentes convulsions. On mêla cette
bile avec du pain, et on en donna à un coq,
qui périt aussi promptement que les pigeons,
avec les mêmes symptômes et un tremblement
universel. (*Morgagni.*

M. *Morin,* dans sa dissertation sur l'érosion,
soutenue sous la présidence de M. le professeur
Chaussier, s'exprime ainsi : « Plusieurs fois
« nous avons vu les linges appliqués sur cer-
« tains ulcères tellement altérés et dissous,
« qu'ils tombaient en lambeaux par le plus

« léger effort, qu'ils se réduisaient en une sorte
« de pulpe. »

3.° Enfin, comme l'animal s'oppose à l'introduction de la substance qu'on veut lui faire
avaler, il arrive presque toujours, surtout si
cette substance est liquide, qu'il s'en perd
une plus ou moins grande quantité, en même
temps qu'il en peut refluer dans le larynx, et
dans la trachée-artère, ce qui détermine la
suffocation, des convulsions, et la mort.

De toutes ces considérations, il est facile de
conclure que ces sortes d'expériences sont inutiles, si, par des recherches appropriées, on a
constaté la nature des substances; suspectes et
dangereuses même, en ce que, par leurs résultats équivoques, elles peuvent très-fréquem-
ment induire en erreur.

Cependant, dit M. *Chaussier*, si l'on jugeait
convenable de faire cette sorte d'expérience,
il faudrait, pour éviter tous les inconvéniens,
renfermer dans une portion d'intestin, liée aux
deux bouts, la liqueur ou autre substance que
l'on voudrait introduire dans l'estomac ; et,
après avoir ouvert la gueule de l'animal, on
porte dans son gosier, avec une pince, cette
portion d'intestin préparé, et on la lui fait ainsi
facilement avaler. L'action de l'estomac dis-

sout bientôt l'intestin; la substance qu'il contenait agit alors immédiatement sur l'organe, et on peut en observer attentivement les effets sans fatiguer l'animal.

M. *Orfila*, afin de prévenir les vomissemens, qui rendent alors l'expérience nulle, a proposé la ligature de l'œsophage; mais cette précaution ne peut, ce me semble, que rendre encore plus équivoques et plus obscurs les résultats fournis par une expérience déjà bien incertaine d'ailleurs. En effet, ne peut-il pas arriver que la substance recueillie dans la cavité des viscères, sans être vénéneuse, soit émétique pour l'animal auquel on l'administre? Or, nul doute que la violence et la répétition toujours vaine des efforts que fera l'animal pour rejeter cette substance, ne suffisent pour le faire périr avant les trois jours fixés par M. *Orfila*, comme l'époque de la mort occasionnée par la seule ligature de l'œsophage. On tirerait une conclusion fort erronée sans doute, si l'on attribuait à l'action d'un poison cette mort plus ou moins prompte, les symptômes violens qui l'ont précédée, ainsi que la rougeur inflammatoire de l'estomac, et les plaques gangréneuses que l'on peut même rencontrer dans ce viscère,

« Je ne puis trop le répéter avec *Ludwig*, dit encore M. *Chaussier*, ces sortes d'expériences sont illusoires et trompeuses : *Experimenta cum animalibus brutis instituta fallacia sunt.* » *(* Inst. med. leg. §. 331.*)*

ART. V. *Circonstances morales.*

Quant aux circonstances morales, auxquelles certains auteurs attachent une si grande importance, je crois qu'elles ne sont et ne peuvent être en aucune manière de la compétence du médecin.

ART. VI. *Conclusions générales de ce chapitre.*

1.º Quelle que soit la promptitude avec laquelle se manifestent et se succèdent les phénomènes morbides les plus violens chez une personne paraissant jouir auparavant d'une bonne santé, quelles que soient les altérations observées dans les organes après la mort, *elles ne peuvent jamais prouver l'empoisonnement.*

2.º L'absence des symptômes et des lésions de tissu, ordinairement l'effet des poisons caustiques, *n'est point une preuve négative de l'empoisonnement par ces sortes de substances.*

3.º Les résultats fournis par les expériences

sur les animaux vivans *ne méritent aucune confiance*.

4.° Réunie à un concours de circonstances morales, quelles qu'elles puissent être, l'une ou l'autre des conditions n.° 1 et n.° 2, *ne peut fournir que des présomptions pour ou contre l'empoisonnement*.

5.° La présence de la substance délétère dans les boissons présentées au malade, dans les matières vomies ou trouvées dans la cavité des viscères, *constatée d'une manière irréfragable par l'ensemble des propriétés physiques ou chimiques qui caractérisent cette substance, peut seule fournir la preuve complète de l'empoisonnement*.

Res certa erit, ubi in ventriculo, aut proximis intestinis venenum ipsum reperietur facilè agnoscendum. (Morgagni, ouvr. cit.)

Unicum signum certum dati veneni est notitia botanica inventi veneni vegetabilis, et analysis chemica inventi veneni mineralis. (Plenk. ouvr. cit.)

Quelque grandes que soient les érosions, les perforations, les altérations de l'estomac, on ne peut, on ne doit point les considérer comme des preuves de violence ou d'empoisonnement, à moins que l'on *ne trouve* et que l'on *ne dé-*

montre l'existence du poison. (Chaussier, ouvr. cit.).

Le médecin *légiste* ne peut affirmer qu'il y a eu empoisonnement qu'autant qu'il aura prouvé l'existence de la substance vénéneuse d'une manière irrévocable, par l'analyse chimique ou par les propriétés physiques. (ORFILA. *Tox.* t. 4.)

Cette doctrine, qui est celle des plus célèbres médecins des dix-huit et dix-neuvième siècles, est, ainsi que je l'ai déjà dit, vivement combattue par quelques hommes d'ailleurs d'un mérite reconnu. Ces derniers se fondent sur l'impossibilité où l'on est quelquefois de retrouver le corps vénéneux, soit qu'appartenant au règne organique, il ait été dénaturé par la mastication et l'action des sucs gastrique et intestinaux; soit que, faisant partie des substances minérales, il ait été rejeté par les évacuations, dont on n'aura pu faire un examen convenable. Considérant que, dans ces deux cas, l'analyse physique et chimique ne saurait être d'aucun secours, ces médecins ont prétendu qu'exiger toujours la représentation de la substance délétère, serait professer une doctrine dangereuse, ennemie de toute société, et devant livrer bientôt tous les citoyens honnêtes au poison de quelques lâches assassins. Mais la crainte et l'horreur qu'inspire à toute âme vertueuse un forfait aussi noir que le crime d'empoisonnement n'ont-elles pas exagéré aux yeux de ces médecins les dangers d'une opinion contraire à la leur?...... Au surplus, pesons dans leurs conséquences ces deux doctrines opposées : l'une peut, il est vrai, sauver quelques coupables; l'autre peut couvrir de honte et d'ignominie des familles respectables; elle peut traîner l'innocent à l'échafaud ! Eh ! quel homme assez téméraire, assez injuste, pourrait balancer un seul instant entre ces deux alternatives ?

Le véritable philanthrope ne doit-il pas être pénétré d'une vénération profonde pour ces sages à qui nous sommes redevables de la consécration de ce principe : *qu'il vaut mieux sauver cent coupables que d'immoler un innocent.* En effet, l'impunité d'un crime, qui, dès qu'il n'est pas prouvé, n'existe point, ne saurait, aux yeux du publiciste, devenir dangereuse pour l'ordre social. Quelque fortes que soient *les présomptions* contre un accusé, le philosophe le voit absoudre et s'en console en réfléchissant aux droits que peut avoir l'homme sur la vie de son semblable. Le moraliste, qui fait son étude du cœur humain, sait que le criminel peut parfois se soustraire à la justice des hommes, mais qu'il en est une autre qu'il ne saurait éviter : il le voit traîner partout avec lui l'instrument de son supplice ; il entend ces cris que lui adresse à chaque instant sa conscience ulcérée :

Il est donc des remords, ô fureur ! ô justice !
Mes forfaits dans mon cœur ont donc mis mon supplice :
J'ai trompé les mortels, et ne puis me tromper !

Enfin, s'il ne peut fournir des preuves *physiques, matérielles* contre un prévenu que sa conscience condamne, le médecin qui, par l'exercice de ses fonctions, tient l'un des premiers rangs parmi les amis de l'humanité, ne trouve-t-il pas une compensation bien douce dans le bonheur de ne jamais s'exposer à livrer l'innocent au glaive des bourreaux ?

CHAPITRE VI.

Empoisonnemens lents.

« Il peut arriver qu'un individu ait pris une
« dose *d'une substance âcre ou corrosive* trop
« peu considérable pour le faire périr en peu
« d'heures, mais que cette dose, répétée à des

« intervalles plus ou moins rapprochés, entre-
« tienne un état presque continuel d'anxiété,
« de douleurs plus ou moins graves à l'esto-
« mac, à l'intestin, produise par intervalles
« des vomissemens, des déjections alvines de
« matières muqueuses, sanguinolentes, et
« amène l'extinction de la vie dans l'espace
« de dix, quinze, vingt jours, et même plus.
« Dans ces sortes d'empoisonnemens lents, on
« peut tirer quelques indications du rappro-
« chement des symptômes, du temps de leur
« invasion, de leur progression successive,
« enfin de toutes les circonstances accessoires;
« mais *on ne peut prononcer affirmativement*
« *l'existence du poison qu'autant qu'on l'aura*
« *trouvé, et on ne peut s'en assurer que par*
« *les moyens déjà indiqués.* » (CHAUSSIER.)

CHAPITRE VII.

Empoisonnemens de plusieurs personnes
à la fois.

Dans le mois de mai 1711, quatre personnes,
savoir, un prêtre, deux femmes, et un autre
individu, tous bien portans et en voyage, s'ar-
rêtèrent à une auberge pour dîner. S'étant re-
mis en route après le repas, bientôt le prêtre

se sentit si mal au ventre, qu'on fut obligé de le descendre de cheval. Malgré des déjections abondantes de haut et de bas, les douleurs augmentaient d'un instant à l'autre, et il fallut ramener le malade à Césène, lieu où l'on avait dîné, et où le prêtre arriva à demi-mort. Un médecin qu'on envoya chercher, croyant n'avoir affaire qu'à une colique ordinaire, employa beaucoup de fomentations, de lavemens, de potions purgatives, anodines, etc. Quoiqu'il vît que l'une des femmes avait aussi de fortes évacuations avec des douleurs et des faiblesses, et que l'autre individu se plaignait de douleurs et d'un poids à l'estomac, il ne soupçonna jamais qu'il y eut du poison, parce que l'autre femme n'avait aucun mal, et que l'hôte assurait avec imprécations qu'il n'y avait eu rien de dangereux dans les mets. Mais les évacuations sauvèrent les malades, et ayant un peu diminué le lendemain au matin, elles leur permirent de se faire transporter à la proximité de *Morgagni*, qu'ils appelèrent aussitôt. Ce grand médecin, s'étant informé s'il y avait eu dans le repas quelque plat dont la femme qui se portait bien n'avait pas mangé, apprit que oui, et que c'était un grand plat de riz qui avait été servi le premier ; d'où il conclut que c'était le plat qui avait été empoisonné. La difficulté était que le prêtre, qui en avait le moins mangé, et qui avait été très-sobre en tout, était précisément celui qui avait le plus tôt et le plus souffert ; que la femme, qui en avait mangé plus que le prêtre, avait été moins malade que lui, et que l'autre individu, qui en avait mangé plus que tous les autres, était celui qui avait été le moins incommodé. N'y avait-il pas du fromage rapé sur ce riz ? demanda Morgagni ? — Oui, répondit-on ; et le prêtre, qui était dégoûté, ne mangea presque que du fromage ; la femme prit du fromage et du riz, et l'homme prit beaucoup de riz et peu de fromage. — Dans ce cas, vous comprenez déjà, dit Morgagni, qu'il y avait de l'arsenic parmi ce fromage ; que probablement on l'avait préparé pour tuer les rats, et que, n'ayant pas été mis suffisamment à l'écart, quelqu'un l'a pris pour servir sur votre riz, pendant le temps que vous pressiez l'hôte de hâter le moment de votre dîner. Ces conjectures se trouvèrent vérifiées par l'aveu de l'hôte, qui, ayant appris que les malades étaient hors de danger, ne craignit plus de confesser que telle avait été la cause de ce malheureux accident.

(*Morgagni*, traduct. de M. *Fodéré*.)

La conduite de ce grand praticien, dont on ne saurait trop admirer la sagesse et la pénétration, indique mieux qu'aucun précepte celle que tout médecin pourra tenir en pareil cas.

CHAPITRE VIII.

Poisons introduits après la mort dans le canal alimentaire.

« Parmi les crimes commis jusqu'à ce jour,
« il n'en est aucun qui inspire autant d'hor-
« reur que celui qui consiste à introduire dans
« le rectum d'un cadavre une substance véné-
« neuse quelconque, dans le dessein d'accuser
« un homme innocent d'avoir été l'auteur de
« l'empoisonnement, et compromettre ainsi
« son honneur et son existence. Rien ne peut
« égaler une atrocité pareille, et nous étions
« loin de croire qu'elle eût été commise, jus-
« qu'au moment où nous avons pu nous pro-
« curer diverses procédures de la cour crimi-
« nelle de Stockolm, dans lesquelles il est fait
« mention d'un cas de ce genre. » (*Orfila,*
ouv. cité.)

Cette question est sans contredit l'une des plus importantes en même temps que l'une des plus délicates de la médecine légale. Aussi

M. *Fodéré*, M. *Orfila* surtout, et quelques autres médecins recommandables, ont-ils, par des expériences multipliées, cherché à éclairer les experts et à les mettre à même de préserver l'innocent d'un aussi indigne attentat. Quoique les résultats obtenus par ces habiles expérimentateurs soient aussi satisfaisans qu'on pouvait l'espérer dans l'état actuel de la science, je ne crois cependant pas les conclusions qu'ils en ont tirées à l'abri de toute objection. Mais je m'abstiendrai d'entrer dans aucun détail à ce sujet; car je pense, d'après *Morgagni*, qu'il est certaines choses que les médecins seuls doivent connaître.

Res enim hujusmodi à medicis alioquin non ignorandas, utinam secretis duntaxat inter se colloquiis agitassent; chartis autem non commisissent, ne, quod ad curationem excogitandam scire necesse est, id à nefariis hominibus ad latenter et impunè occidendum esset detortum. (MORGAGNI, *de Sed. et Caus. morb. epist. 59. de Venenis.*)

APPENDICE.

Observations sur un réactif propre à faire reconnaître le tartrate de potasse et d'anti- moine dissous.

Dans quelques ouvrages on indique l'*alco- hol gallique* comme le réactif le plus sensible pour découvrir des *atomes* d'émétique dissous. Cet alcohol, dit-on, versé dans un solutum de ce sel, y détermine *à l'instant un précipité abondant, caillebotté, d'un blanc sale, tirant un peu sur le jaune.* N'ayant pas toujours ob- tenu un résultat aussi positif, j'ai cru devoir faire les essais suivans, dans l'intention de constater à quoi pouvait être due cette diffé- rence.

Expérience I.re J'ai fait dissoudre trois grains d'émétique dans une once et demie d'eau dis- tillée; j'ai mis dans ce solutum un grain d'a- cide gallique cristallisé en belles lames bril- lantes, et dont un atome suffisait pour produire sur-le-champ une belle couleur bleue violacée dans un solutum de sulfate de fer. La liqueur est restée parfaitement limpide, même vingt- quatre heures après le mélange.

II.e J'ai fait dissoudre deux grains d'émétique dans une once et demie d'eau, et j'ai versé dans le solutum de l'alcohol gallique, qui n'a fourni aucun précipité, même après vingt-quatre heures. A cette époque j'ajoutai un grain d'émétique, et deux grains d'*acide gallique du commerce, impur et de couleur roussâtre;* la liqueur alors a commencé à louchir.

III.ᵉ J'ai fait dissoudre séparément, dans une once et demie d'eau distillée, A 5 grains d'émétique, et B 3 gr. de la matière tannante, obtenue de la noix de galle au moyen de l'éther, d'après le procédé de M. *Laubert.* Ensuite, après avoir mis dans quatre verres une once et demie d'eau distillée pour chaque, j'ai versé dans le premier deux gouttes de chacun des solutum A B, quatre gouttes dans le second, et huit gouttes dans le troisième. La liqueur de ce dernier seul est devenue légèrement louche. Dans le quatrième verre j'ai mis un gros de chacun des solutum, et à l'instant même la liqueur est devenue laiteuse. Enfin un mélange de partie égale des solutum A B a fourni *sur-le-champ une liqueur extrêmement laiteuse,* qui, dans l'espace de vingt-quatre heures, laissait déposer sur les parois du verre une matière d'apparence gélatineuse.

Il faut conclure de ces expériences, 1.° que l'acide gallique pur ne saurait être considéré comme un réactif propre à démontrer la présence de l'émétique dans une liqueur; 2.° que l'alcohol gallique ne détermine un précipité dans le solutum de ce sel que par le tannin qu'il contient; 3.° enfin, que la matière tannante, extraite de la noix de galle, au moyen de l'éther, est le réactif le plus sensible pour déceler, dans une liqueur, des atomes d'émétique dissous.

Ces diverses expériences ont été faites sous les yeux de M. *Laubert*, pharmacien en chef et membre du conseil de santé des armées.

SENTENTIÆ.

I.

Differt corpus à corpore, natura à naturâ...
Non enim omni animantium generi eadem aut
non conferunt, aut commoda sunt, sed sunt
alia aliis magis convenientia. Hipp., *de flat.*

II.

Differt corpus à corpore, et ætas ab ætate,
et aliqui majorem tolerantiam in morbis habent, alii omninò ad tolerandum impotentes
sunt. Hipp., *de morb.*

III.

Ubi igitur peracutus est morbus, statim
extremos habet labores, et extremè tenuissimo
victu uti necesse est. Ubi verò non, sed pleuio-
rem victum exhibere licet; tantùm à tenui
recedendum, quantùm morbus remissior ex-
tremis fuerit. Hipp., *aph.*

IV.

.... Quanta cautela hic opus sit, dùm im-
periti sæpè, quando cadaver examinant, non

tam lustrant vulnera quàm faciunt. Van-
Swieten, *comm.* Boerh. , *aph.*

V.

Une affection générale est suite ou effet
d'une affection locale, primitive, plus ou
moins apercevable ; et une irritation forte
fait cesser une plus faible. Chaussier , *Tab.
synopt. , force vitale.*

VI.

Le système est le roman de la nature, et la
théorie en est l'histoire, et une histoire qui,
sans jamais cesser d'être fidèle à la vérité,
embrasse à la fois le passé, le présent et
l'avenir. Haüy, *Elém. phys.*

FIN.

ERRATA.

Pag. 2, ligne troisième de l'épigraphe, *lisez*, inventi veneni mineralis.

Pag. 32, ligne 12, *lisez*, des lieux.

Pag. 69, en note, *lisez*, et plus particulièrement.

Pag. 98, ligne 17, *lisez*, indiqué pag. 94.

www.ingramcontent.com/pod-product-compliance
Ingram Content Group UK Ltd.
Pitfield, Milton Keynes, MK11 3LW, UK
UKHW031847170726
13836UKWH00004B/1924